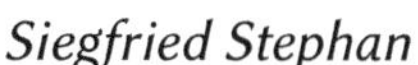

Siegfried Stephan

Hypnosetherapie in der Praxis

Leitfaden zur Fort- und Weiterbildung für Ärzte und Psychotherapeuten

Siegfried Stephan

Hypnosetherapie in der Praxis

Leitfaden zur Fort- und Weiterbildung für Ärzte und Psychotherapeuten

Begründet durch E. Schäfgen

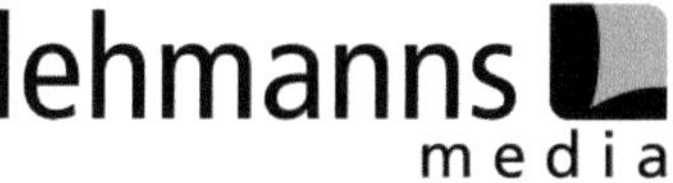

Impressum

Bibliografische Information der Deutschen Nationalbibliothek
Die Deutsche Nationalbibliothek verzeichnet diese Publikation in der Deutschen Nationalbibliografie; detaillierte bibliografische Angaben sind im Internet unter `http://www.dnb.de` abrufbar.

© 3., überarbeitete Auflage 2024
Lehmanns Media GmbH, Berlin
Helmholtzstr. 2-9
10587 Berlin
Umschlagfoto: Siegfried Stephan
Umschlaggestaltung: Jasmin Plawicki, Berlin
Satz & Layout: LaTeX(Libertinus) Volker Thurner, Berlin
Druck und Bindung: Elanders • Waiblingen

ISBN 978-3-96543-472-1 www.lehmanns.de

Inhaltsverzeichnis

Geleitwort

von Dr. Günter R. Clausen

Der von Eberhard Schäfgen entwickelte Leitfaden zur Fort- und Weiterbildung für Ärzte und Psychotherapeuten kann als Klassiker in der Weiterbildung der ärztlichen Hypnose und Hypnosetherapie gesehen werden. Siegfried Stephan hat ihn jetzt in dieser 3. Auflage erneut überarbeitet und erweitert.

Er ist mehr als eine Einführung, weil er sich im Rahmen der Psychosomatischen Grundversorgung an der aktuellen Leitlinie zum Inhalt der Weiterbildung in der Ärztlichen Hypnose [Basiscurriculum] der Deutschen Gesellschaft für ärztliche Entspannungsmethoden, Hypnose, Autogenes Training und Therapie e.V. (DGäEHAT) orientiert.

Das praxisorientierte Buch kann frei nach Goethe als Anregung verstanden werden, das, was wir von unseren Vätern ererbt haben, durch Aneignung der Wissensinhalte zu erwerben, um es geistig zu besitzen.

Ich wünsche dem Buch eine große fachkundige Leserschaft.

Dr. med. Günter R. Clausen

Facharzt für Psychiatrie und Psychotherapie

Facharzt für Psychotherapeutische Medizin

Facharzt für Psychosomatische Medizin und Psychotherapie

Psychotherapeut – Psychoanalytiker

(1. Vorsitzender der www.dgaehat.de)

Tokiostr. 9 in 41472 Neuss

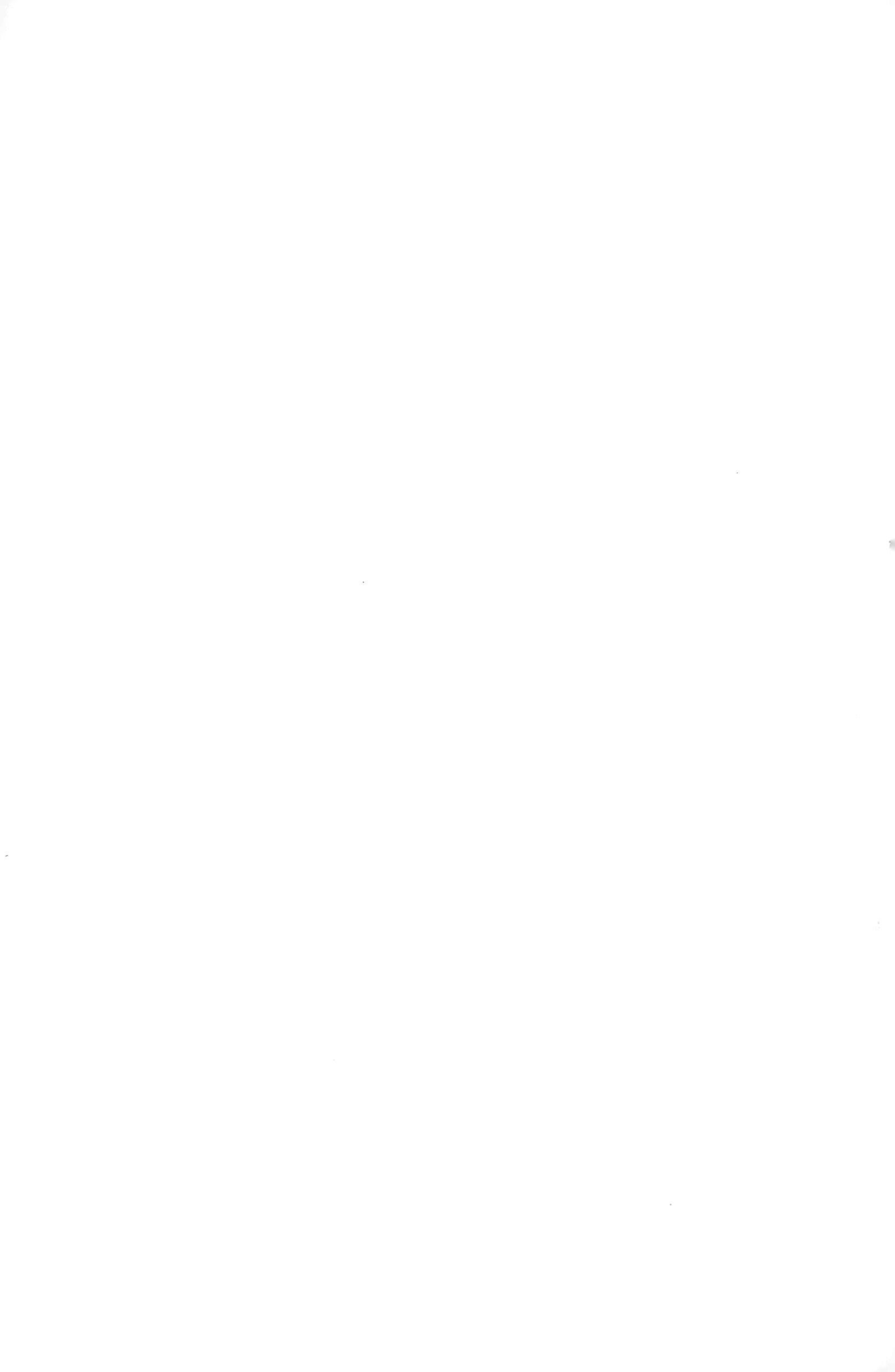

Vorwort zur 3. Auflage

Die bisherige 2. Auflage hat sich in den vergangenen 20 Jahren gut bewährt. Auch wenn sich in der modernen Hypnosetherapie viele Entwicklungen gezeigt haben, so ist doch die traditionelle Hypnose und deren therapeutische Anwendung weiterhin ein gesicherter Bestandteil in der Kassenmedizin und dort sozialrechtlich verankert.

Trotz zahlreicher Untersuchungen und Nachweise wurde die Hypnotherapie (noch) nicht in die Medizinische Versorgung der gesetzlichen Krankenkassen in Deutschland übernommen, auch wenn therapeutische Elemente sowohl der Hypnose/Hypnosetherapie als auch der Hypnotherapie in vielen Facetten ihre Anwendung finden.

Da sich dieses Buch als Basisbuch versteht, das sich schwerpunktmäßig mit den „basics" beschäftigt und diese vermitteln will, wird für die speziellen hypnotherapeutischen Vorgehensweisen auf die zahlreiche Literatur hingewiesen, die die hypnotherapeutischen Vertreter veröffentlicht haben. Stellvertretend verweise ich auf Autoren wie W. Bongartz, C. Derra, A. Kaiser-Rekkas, B. Peter, D. Revenstorf, G. Schmidt, O. B. Scholz (in alphabetischer Reihenfolge), die sich dieser Thematik intensiv gewidmet haben. Aber auch L. Reddemann möchte ich erwähnen, die sich in ihrer Trauma-therapeutischen Arbeit neben PITT auch der Ego-State-Therapie als Bindeglied zwischen Psychoanalyse und Hypnotherapie zugewandt hat.

Doch hier in meinem Buch geht es weiter um die Grundlagen, die es in kurzer Zeit zu vermitteln gilt, die jedem Arzt und Psychotherapeuten in den Notfallkoffer der Behandlung gelegt werden soll.

Mainz, im Januar 2024 — Siegfried Stephan

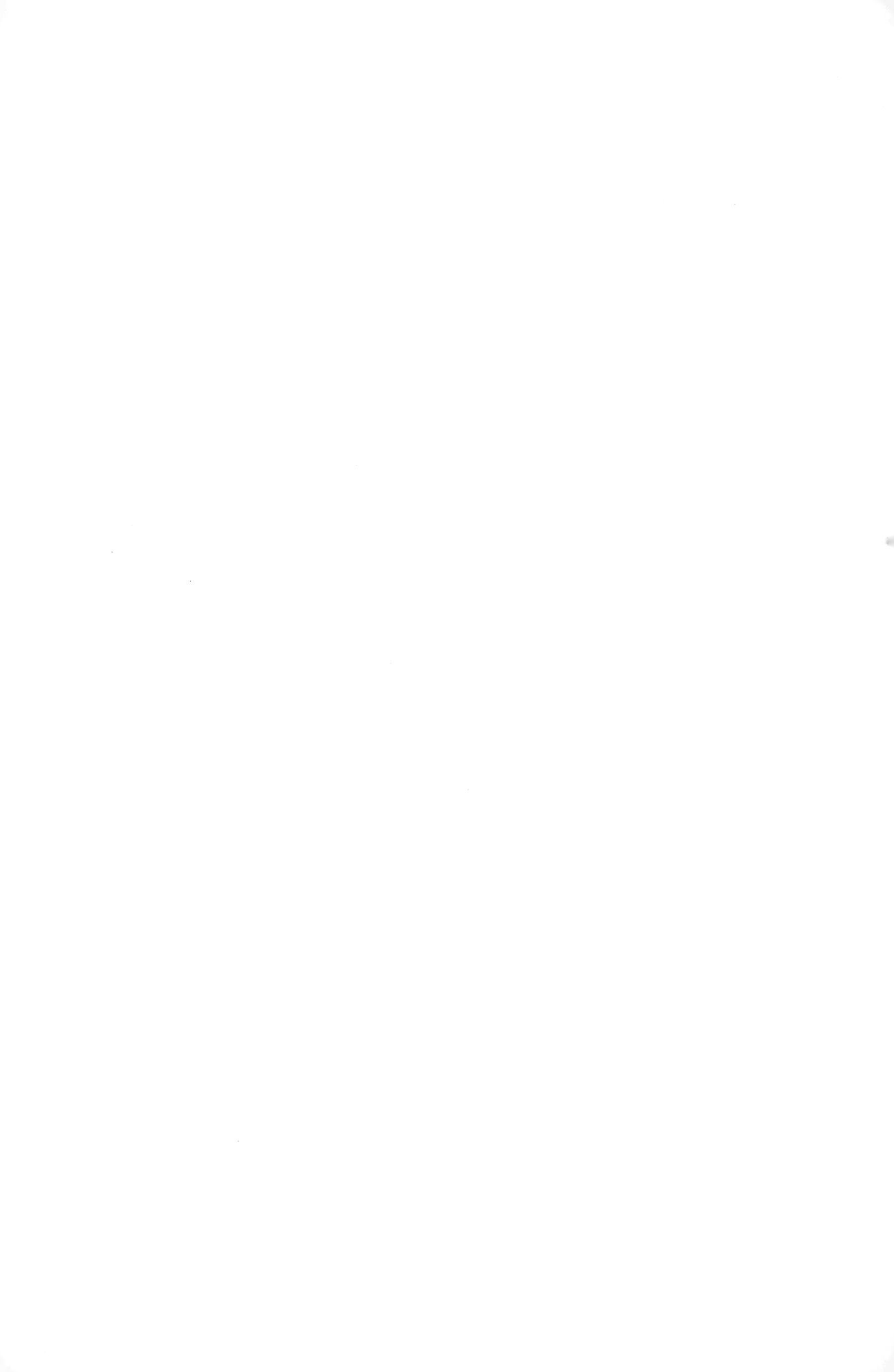

Vorwort zur 2. Auflage

von Prof. Dr. Walter Bongartz

Siegfried Stephan ist mit dem vorliegenden Buch eine umfassende, undogmatische Einführung in die Praxis der Hypnosetherapie gelungen, die gerade dem Anfänger eine Orientierung für die psychotherapeutische Arbeit mit Hypnose zur Verfügung stellt. Lassen Sie mich, verehrter Leser, diese Aussage erläutern, um damit gleichzeitig die Vorteile zu betonen, die die Lektüre dieses Buches dem psychotherapeutisch vorgebildeten Leser bietet.

Das Thema ist *umfassend* dargestellt: Auch wenn der Autor den Umfang des Buches im Vergleich zu den „Handbüchern" der Hypnose eher eingeschränkt hat, ist es ihm doch gelungen, alle wichtigen Themen anzusprechen. Der Leser kann also davon ausgehen, alle relevanten Aspekte der Arbeit mit Hypnose dargestellt zu bekommen. Die Darstellung der Hypnosetherapie ist *undogmatisch*: Ich habe es bei der Lektüre als wohltuend erlebt, dass der Autor die unnötige Trennung von klassischer und moderner, Ericksonscher Hypnose überwindet, beide Richtungen integrativ behandelt und dabei die Vorteile beider Ansätze herausstellt.

Das Buch beschreibt die *Praxis* der Hypnose: Der Autor geht zwar auf die theoretische Fundierung der Hypnose ein und beschreibt auch die wesentlichen physiologischen Veränderungen nach Hypnose. Er verzichtet aber auf eine ausführliche Schilderung theoretischer Zusammenhänge, um sich auf die Darstellung der Praxis der Hypnose zu konzentrieren. Und dies betrifft nicht nur die „eigentliche" Arbeit mit Hypnose, d. h. die Anwendung auf verschiedene Störungsbilder, sondern auch die

Vorbereitung des Patienten, Schwierigkeiten bei der Durchführung, Kontraindikationen etc., wobei der Autor alle die Fragen beantwortet, die sich dem Anfänger häufig stellen. Auch wenn der Autor seine Ausführungen nicht als „kochbuchartige Hinweise" versteht, sondern als „Anregungen", liefern insbesondere die zahlreichen Formulierungen von Suggestionen/Anweisungen für den Patienten – z. T. in Halbsätzen versteckt – immer wieder konkrete Anweisungen für die praktische Arbeit.

Alles in allem also eine verdienstvolle Einführung in die Praxis der Hypnosetherapie, die dem Leser eine rasche Orientierung über die Grenzen und Möglichkeiten dieser effizienten Methode bietet. Dem Buch ist viel Erfolg zu wünschen.

Prof. Dr. Walter Bongartz

Kapitel 1

Von der archaischen Trance bis zur „neuen Hypnose" – Zur Geschichte der Hypnose

1.1 Trancezustände in der Vorzeit und im Altertum

Hypnose wird heute zu Recht als eine der ältesten bekannten Heilmethoden angesehen und häufig als „Mutter der Psychotherapie" bezeichnet. Die wohl älteste bildhafte Darstellung (ca. 20 000 v. Chr.) einer ritualisierten Beziehung zwischen Menschen und Jagdopfern findet sich in den bekannten Höhlen von **Lascaux** in der „Szene im Schacht". Es handelt sich hierbei um eine bildhafte Darstellung von einem getöteten Bison, wobei hier Realerfahrungen mit phantasierten, fiktiven Vorstellungen des Jägers kombiniert sind.

Sowohl in Persien als auch in Griechenland gab es bereits 4000 v. Chr. rituale Gruppenhypnose, in der ägyptischen Kultur sind im Papyrus Evers Handlungsweisen beschrieben, die bereits aus der Ersten Dynastie (2955 bis 2780 v. Chr.) bekannt sind. Hier werden „Beschwörungsformeln" beschrieben, die deutlichen Suggestivcharakter haben, wobei neben dieser Suggestiv-Vorgehensweise auch chirurgische und medikamentöse Behandlungen beschrieben werden. Dabei entspricht die damalige Sicht- und Vorgehensweise weitgehend den Ansätzen der heutigen modernen psychosomatischen Medizin.

Im **Asklepioskult** (1800 bis 1200 v. Chr.) wird ein sogenannter Tempelschlaf beschrieben, bei dem die Priester während der Schlaftherapie Suggestionen anboten. Bei der „Traumheilung“ von Galen aus Pergamon (129 bis 199 n. Chr.) wurden Trauminhalte von einer Art Präschlafsuggestion bestimmt.[1] Bis zum 6. Jahrhundert n. Chr. hielt sich die Hypnose als Tempelschlaf.

Aus dem europäischen Mittelalter sind sogenannte „Tanzepidemien“ bekannt, die Trancecharakter hatten. Ähnlichkeiten ergeben sich mit der Beschreibung australischer Medizinmänner, die im Verlauf von Initiationsriten Gruppenhalluzinationen beschreiben. Auch zahlreiche asiatische Versenkungsmöglichkeiten mit den verschiedensten Variationen des Yoga gleichen teilweise diesen Vorgehensweisen.

1.2 F. A. Mesmer und der „animalische Magnetismus“

Die Beschäftigung mit der wissenschaftlichen Hypnose beginnt mit Franz A. Mesmer (1734–1815), einem deutschen Arzt, der vor allem in Wien und Paris gewirkt hat, und der mit seinen neuartigen Heilmethoden für großes Aufsehen sorgte. Dieser beschäftigte sich zunächst als Mediziner in seiner Dissertation mit dem Einfluss der Planeten auf den Menschen, beschrieb hier eine unbekannte Kraft, die in das tiefste Innere jeder Materie eindringe und auch auf den Organismus wirke. Diese Kraft, das „Fluidum“, bewirke körperliche Veränderungen vor allem durch Magneteisen. Diese Idee ließ ihn verschiedenste Versuche mit Magneten machen, um dadurch die Kraft zu intensivieren. So entstanden u. a. seine sogenannten Gesundheitszuber (Baquet), in dem sich mit „magnetisiertem“ Wasser angefüllte Flaschen

[1] Clausen GR 1999

befanden, von denen Stahlstäbe ausgingen, die von den Kranken berührt werden konnten.

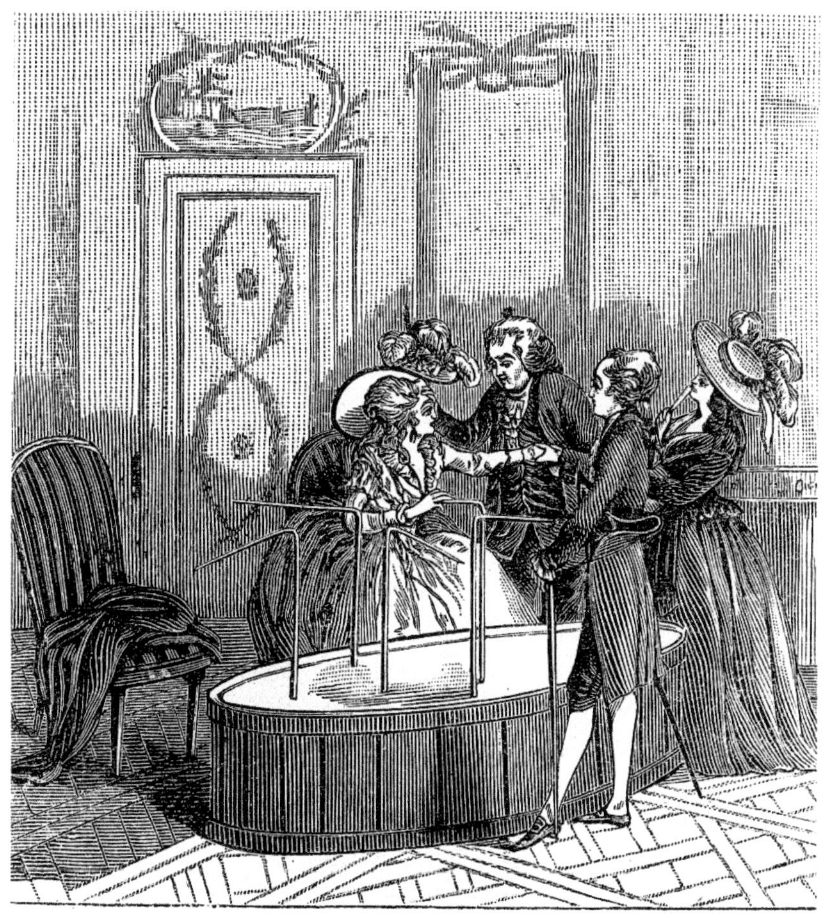

Le Baquet de Mesmer.

Abbildung 1: Franz Anton Mesmer

Mesmer kam schließlich zur Ansicht, dass es zur Heilung nicht des magnetischen Eisens bedürfe, sondern dass es eine magnetische Kraft im menschlichen Organismus gebe, einen „Lebensmagnetismus“, den er auch als „animalischen Magnetismus“ bezeichnete. Dieser „Magnetismus animalis“, der als Basis seiner Fluidumtheorie angesehen werden kann, fand in der romantischen Bewegung als Reaktion gegen Aufklärung und Vernunft am stärksten ihren Platz in Frankreich, Deutschland und Österreich. Es entstanden zahlreiche, mit übersinnlichen Vorstellungen durchsetzte Einzelveröffentlichungen. MESMER glaubte an eine menschliche Geheimkraft, die von den Nervenenden der Finger ausgehe und bei den Kranken eine „Krise“ auslösen müsse. Dadurch könne die Heilung einer Krankheit hervorgerufen werden. Im Verlaufe der „Krise“ werde aber die notwendige Ordnung im Körper wiederhergestellt, auch wenn es vorübergehend zu Krämpfen und Zuckungen und Unruhe komme. Die Vorstellung der Magnetismustheorie muss insgesamt als bedenklich angesehen werden, da eine falsche Theorie auch falsche Indikationen zur Hypnotherapie mit sich bringt. Trotzdem ist MESMER dank seiner Veröffentlichungen als wichtiges Bindeglied zur modernen Hypnose anzusehen.

Ein Schüler MESMERS, der Marquis DE PUYSEGUR (1751–1825), bemerkte eines Tages mit Erstaunen, dass ein Patient während der Behandlung friedlich unter seinen Händen einschlief. Er hatte einen somnabulen Zustand hervorgerufen, eine eigentümliche Veränderung des Bewusstseins, in der mit dem Patienten trotz seines „Dämmerzustandes“ gesprochen werden konnte, man konnte ihm Befehle geben, die dann ausgeführt wurden. Das Phänomen der Hypnose war damit erstmalig fixiert.

1.3 J. Braid und die „Neurypnology“

Der englische Augenarzt James BRAID (1795–1860) begann, angestoßen durch eine Show-Vorführung eines Magnetiseurs, eigene Experimente und erforschte zunächst vor allem die Augenfixationsmethode als Induktion für eine Hypnose. Da BRAID die Ansicht vertrat, dass es sich hierbei um ein schlafähnliches Verhalten handelt, benannte er dieses Verfahren mit dem Begriff „**Hypnose**“ (griechisch Hypnos = Schlaf). Er entwickelte mit dieser Fixationsmethode sowohl die Möglichkeit einer Hetero- als auch einer Autohypnose. Er glaubte, es komme zu einem „Nervenschlaf“ auf der Basis der Ermüdung der Augen, wobei diese durch eine Fixierung eines Gegenstandes hervorgerufen werden kann. So konnte er einen „Schlafzustand“ herbeiführen. Für ihn handelte es sich bei der Hypnose um eine Veränderung des Bewusstseinszustandes, den man beobachten konnte und in dem auch eine Herabsetzung des Schmerzempfindens eintrat, um einen physiologischen Vorgang, der eben über die Ermüdung der Augen durch Fixierung zu einer geänderten Hirnfunktion führte. Insgesamt kommt Braid das Verdienst zu, durch seine neue neurophysiologische Theorie der Hypnose die Doktrin des animalischen Magnetismus endgültig abzuschaffen und experimentalwissenschaftliche Grundlagen der Hypnoseforschung herzustellen.

Braid setzte die Hypnose bereits therapeutisch bei Nervenleiden ein. Seine Publikationen entfachten lebhafte wissenschaftliche Diskussionen über den Hypnotismus, die vor allem in Frankreich starken Widerhall fanden, wo sich auf verschiedenen Lehrmeinungen zwei unterschiedliche Schulen bildeten. Auch die Behandlung von hysterischen Lähmungen wurde von ihm mit Hypnose angegangen.

Die durch den Anstoß von Braid entstandenen verschiedenen Verfahren einer entweder passiv autohypnoiden oder aktiv autohypnoiden Methode sind folgende:

- Progressive Muskelrelaxation (Jacobson, 1929)
- Autogenes Training (Schultz, 1932)
- Natural Childbirth (Dick-Read, 1933)
- Gestufte Aktivhypnose (Kretschmer, 1946)
- Psychoprophylaxe (Velvovski, Lamaze, 1950–1956)
- Psychologische Geburtserleichterung (Lukas, 1959)
- Silva-Mind-Control (SMC), Aktive Entspannung (José Silva).

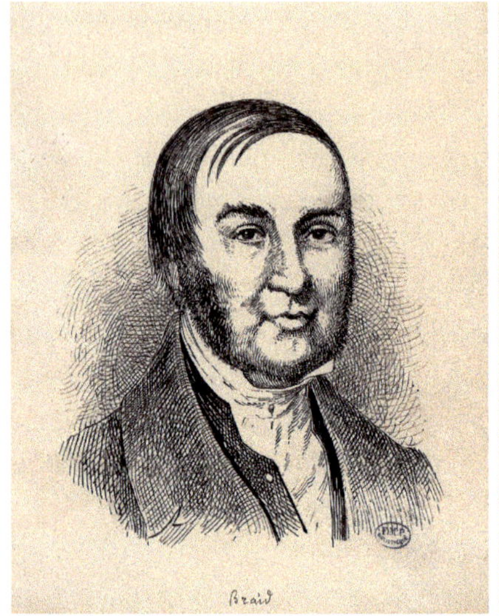

Abbildung 2: J Braid

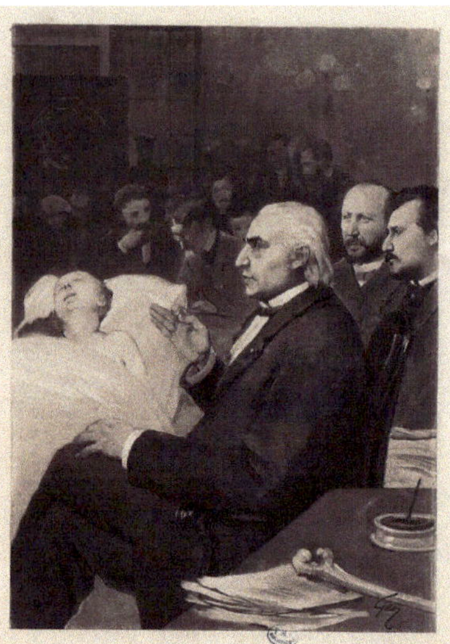

Abbildung 3: JM Charcot

1.4 Die Pariser Schule unter J. M. Charcot

Die neue psychiatrische Schule unter Charcot (1825–1893) in Paris zeichnete sich dadurch aus, dass Hypnose insbesondere bei Patientinnen, bei denen hysterische Störungen vorlagen, angewandt wurde. In seinen bekannten Dienstagsvorlesungen hypnotisierte Charcot vor allem solche Patientinnen und sah dann auch den therapeutischen Effekt der Hypnose als eine „hysterische Reaktion" an und schloss daraus, dass Hypnose nur bei Hysterikern angewendet werden könne.

Als Chefarzt der Salpêtrière hatte Charcot an sich großen Einfluss, setzte gleichzeitig jedoch zwangsläufig eine Auseinandersetzung mit der relativ locker gegliederten Schule von Nancy in Gang.

1.5 Die Schule in Nancy

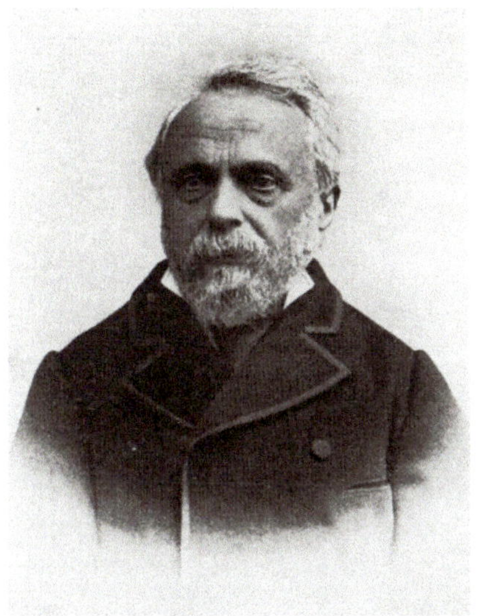

Abbildung 4: A.A. Liebéault

PROFESSEUR BERNHEIM
Prof. de Clinique médicale
Faculté de Médecine de Nancy

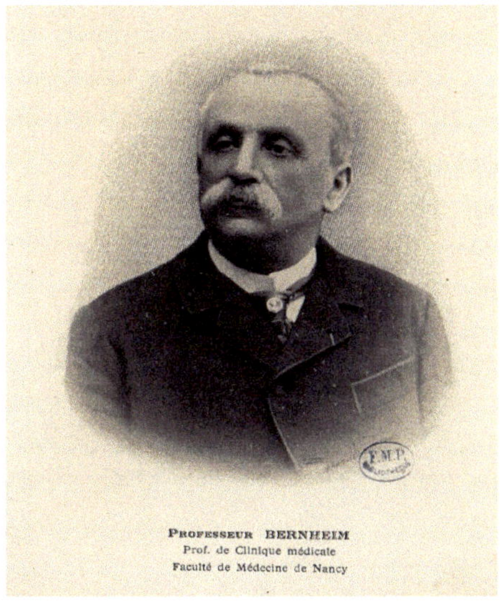

Abbildung 5: H. Bernheim

Geprägt wurde die Schule von Nancy vor allem durch den Landarzt August Ambrois LIEBÉAULT (1823–1904) und Hipolyte BERNHEIM (1837–1919), die sich beide mit hypnotischen Problemen befassten und feststellten, dass jeder hypnotisierbar ist, dass der hypnotische Zustand nur durch Suggestion hervorgerufen werde. LIEBÉAULT behandelte zahlreiche Menschen unterschiedlichster Erkrankungen mit Hypnose, und BERNHEIM interessierte sich für diese Methode im Rahmen seiner Professur für Innere Medizin in Nancy (1872 an der dort neu gegründeten Universität). So postulierte BERNHEIM, dass jeder Mensch hypnotisierbar ist, und dass der hypnotische Zustand nur durch Suggestion hervorgerufen werde („Es gibt keinen Hypnotismus, es gibt nur Suggestibilität", Bernheim, 1917). Bernheim verfasste hier auch ein Lehrbuch (1888): „Die Suggestion und ihre Heilwirkungen". Dies wurde von Sigmund FREUD ins Deutsche übersetzt und schildert ausführlich sein Vorgehen und betont, dass es zum hypnotischen Schlaf nur über den Weg der

Suggestion komme, und dass die Aufgabe der hypnotischen Therapie darin bestehe, diesen besonderen psychischen Zustand hervorzurufen, und die so künstlich herbeigeführte Steigerung der Suggerierbarkeit zu Zwecken der Heilung und der Linderung von Leiden auszunutzen.

Aufgrund zahlreicher Untersuchungen der Suggestion können LIEBÉAULT und BERNHEIM als **Mitbegründer der modernen Psychotherapie** angesehen werden.

1.6 Sigmund Freuds kritische Einstellung

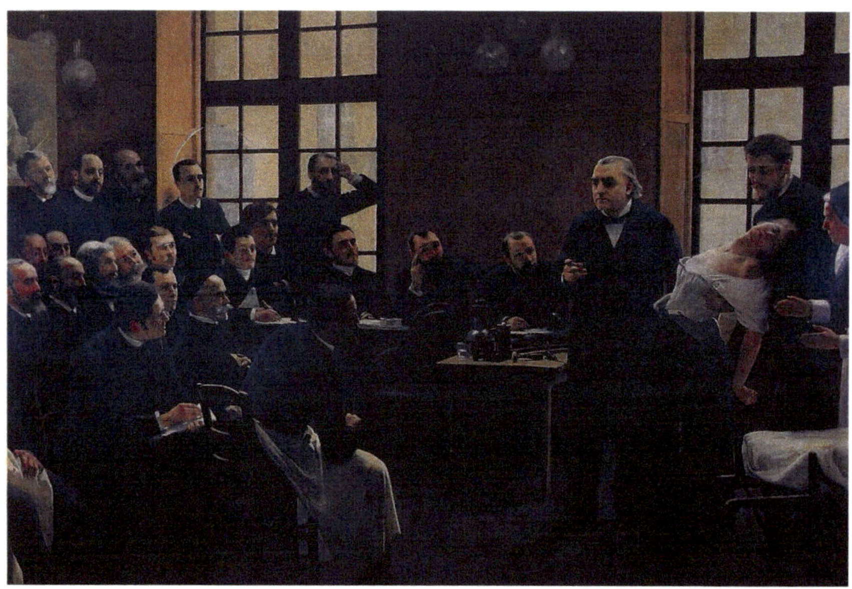

Abbildung 6: Charcot demonstriert die Wirkung der Hypnose an einer „Hysterikerin", der Patientin Blanche Wittman, Gemälde von André Brouillet (1887)

Sigmund FREUD(1856–1939) interessierte sich schon während seiner Zeit in Wien sehr für hypnotische Therapien. So ging er 1885 nach Paris zu CHARCOT, war jedoch nur kurz von dieser Vorgehensweise angesprochen. Später ging er zu BERNHEIM nach Nancy und gewann hier „die stärksten Eindrücke von der Mächtigkeit seelischer Vorgänge, die dem Bewusstsein des Menschen verhüllt blieben". FREUD nutzte die Hypnose als sogenannte **Psychokatharsis**, in dem er die Patienten sich zurückerinnern ließ an Ereignisse, die er für die jeweilige akute Symptomatik als auslösend ansah. Er ließ sie davon berichten, „was ihr Gemüt bedrückt" hatte. Auf die in diesem Zusammenhang bedeutende, in der Medizingeschichte berühmte, Behandlung der Anna O. wird an anderer Stelle eingegangen. So war FREUD in der Lage, zahlreiche funktionelle Störungen durch Hypnose zu beheben. Für ihn wurde „die Arbeit mit der Hypnose wirklich verführerisch. Man hat zum ersten Mal das Gefühl seiner Ohnmacht verwunden. Der Ruf des Wundertäters war sehr schmeichelhaft".

> „Man muß mit Begeisterung, Geduld, großer Sicherheit und Reichtum an Kniffen und Einfällen ausgerüstet sein. Wer nach einem gegebenen Schema hypnotisieren will, wer sich vor Mißtrauen, vor dem Lachen seines Subjektes fürchtet, wer in verzagter Stimmung beginnt, wird wenig erzielen." (S. Freud 1892)

Später entdeckte er „die Mängel des Verfahrens". Er fand nämlich, dass „die persönliche affektive Beziehung doch mächtiger war als alle kathartische Arbeit, und gerade dieses Moment entzog sich der Beherrschung". FREUD beschreibt in seinen Schriften eine Situation wie folgt (Band 11):

> „Als ich einmal eine meiner gefügigsten Patientinnen, bei der die Hypnose die merkwürdigsten Kunststücke ermöglicht hatte, durch die Zurückführung ihres Schmerzanfalles auf eine Veranlassung von ihrem Leiden befreite, schlug sie beim Erwachen ihre Arme um meinen Hals. Der unvermutete Eintritt einer dienenden Person enthob uns einer peinlichen Auseinandersetzung, aber wir verzichteten von da an in stillschweigender Übereinkunft auf die Fortsetzung der hypnotischen Behandlung. Ich war nüchtern genug, diesen Vorfall nicht auf die Rechnung meiner persönlichen Unwiderstehlichkeit zu setzen und meinte jetzt, die Natur

> des mystischen Elementes, welches hinter der Hypnose wirkte, erfaßt zu haben. Um es auszuschalten oder wenigstens zu isolieren mußte ich die Hypnose aufgeben." („Selbstdarstellung", Band 14, S. 52).

So führte dies dazu, dass er seine „hypnotischen Irrwege" aufgab und sich dazu veranlasst sah: „Wir müssen gewahr werden, daß wir in unserer Technik die Hypnose nur aufgegeben haben, um die Suggestion in der Gestalt der Übertragung wieder zu entdecken." (Vorlesungen zur Einführung in die Psychoanalyse, Band 27, „Die Übertragung", Band 9, S. 464). FREUD gab also nicht die Suggestion generell auf, sondern die Suggestion der Veränderung des Bewusstseins.

1.7 Die Nachfolger H. BERNHEIMS

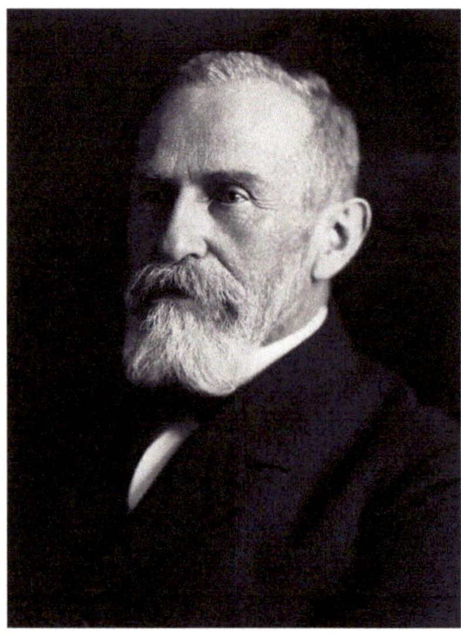

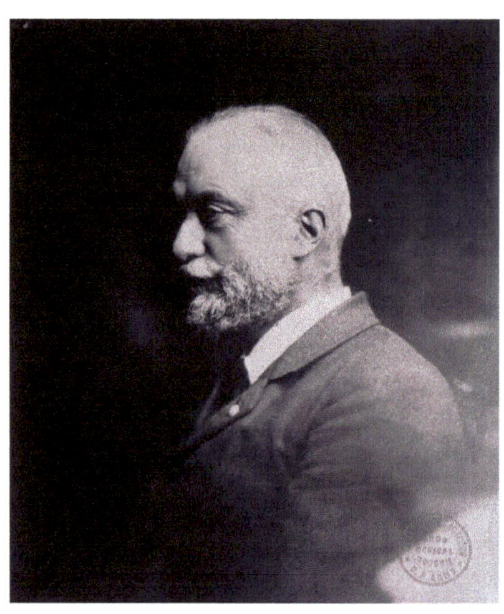

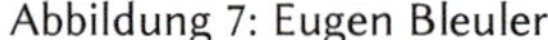

Abbildung 7: Eugen Bleuler

Abbildung 8: August Forel

Ein Schüler Bernheims war auch August FOREL (1848–1838), der ein Lehrbuch des Hypnotismus schrieb, das 1889 bis 1923 in zwölf Auflagen erschien. Ein Schwerpunkt seiner Erforschung der Hypnose war der Zusammenhang menschlichen Bewusstseins mit Hirnfunktionen. Die Geistestätigkeit hing für ihn wesentlich mit körperlichen Vorgängen bzw. Hirnstrukturen zusammen. So untersuchte er einerseits als Neuropathologe Zusammenhänge zwischen dem zentralen Nervensystem der Ameisen und höheren psychischen neurologischen Strukturen, andererseits war er als Psychiater der erste Leiter der Züricher Psychiatrischen Universitätsklinik (Burghölzli).

Der Nachfolger FORELS war der Psychiater Eugen BLEULER (1857–1939), der besonders durch seine Forschungen zur Schizophrenie bekannt wurde. Auch er interessierte sich sehr für die Phänomene der Hypnose, ließ sich zum Selbstversuch hypnotisieren und veröffentlichte darüber einen noch heute eindrucksvollen Bericht in der Münchener Medizinischen Wochenschrift (1889).

Die Weiterentwicklung in Deutschland wurde vor allem durch klinische Psychiater und Neurologen geführt, so besonders Rudolf HEIDENHAIN (1834–1897) sowie seinem Schüler Iwan PAWLOW (1849–1939) und Oskar VOGT (1870–1959). Dieser war zunächst am Kaiser-Wilhelm-Institut für Hirnforschung in Berlin tätig, arbeitete später, ab 1937, an dem neu gegründeten Institut für Hirnforschung und Allgemeine Biologie in Neustadt im Schwarzwald. Neben seinen Arbeiten zur Hirnforschung und Pathologie des Gehirns hat VOGT vor allem im Rahmen der Psychiatrie der Hypnoseforschung entscheidende Impulse verliehen. Auch die Methode der „fraktionierten Hypnose“ geht auf Vogt, zusammen mit Brodmann, zurück. Das Prinzip der fraktionierten Hypnose besteht darin, dass man den Gesamtvorgang der Hypnose in einzelne Teile zerlegt und jede folgende Hypnose auf der vorherigen aufbaut. So kann allmählich durch diese Vorgehensweise ein immer tieferer Grad der Bewusstseinsveränderung erreicht werden, und die fraktionierte Hypnose eignet sich vor allem für Ersthypnosen bei wenig suggestiblen Personen.

Vogt wies auch auf die besonderen Möglichkeiten einer Autohypnose, die er als „prophylaktische Ruhepause“ ansah, hin. Damit schaffte er wesentliche Grundlagen für das **Autogene Training** nach J. H. SCHULTZ.

Daneben gab es auch die „Neue Schule von Nancy", die ca. 1895–1930 in Paris zu einer Renaissance der Hypnose führte. So wurden die Arbeiten von Liebéault und von Bernheim durch Emile Coué und Charles Bauouin fortgeführt. Nach ihrer Ansicht handelt es sich bei Hypnose um eine Manifestation der Auswirkung von Autosuggestion und Imagination auf Wahrnehmung, Stimmung, Verhalten und sogar physiologische Funktionen.

1.8 J. H. Schultz und die „organismische Umschaltung"

J. H. Schultz (1884–1970), Begründer des Autogenen Trainings als psychotherapeutische Methode, der wegen seiner Stellung während der NS-Zeit durchaus kritisch gesehen werden muss, prägte bei der Hypnose den Begriff der „organismischen Umschaltung". Er zeigte auf, dass es in der Hypnose zu einer Umschaltung des Gesamtorganismus in körperlicher und seelischer Hinsicht zugleich kommen müsse. Darauf aufbauend entwickelte er seine „organismische Psychotherapie" mit ihren hetero- bzw. autosuggestiven Techniken. Er hielt gerade sie für den praktischen Arzt für geeignet und sprach hier von der „bionomen Psychotherapie". Er stellte sie anderen Psychotherapieformen gegenüber, von denen er sagte, „daß die komplizierten rein psychologischen analytischen Methoden sich nur der lebendig-geistigen Persönlichkeit des Patienten zuwenden, so daß sie als mentale psychotherapeutische Methoden bezeichnet werden dürfen". So fand Schultz (1963) sozusagen eine Synthese zwischen den bis dahin verschiedenen Auffassungen der Hypnose, nach Mesmer eine von außen auf den Menschen wirkende Kraft, nach Braid ein weitgehend physiologischer Vorgang, nach Bernheim ein psychologisches Phänomen, nach Schultz eine körperlich-seelische Gesamtumschaltung. Im Vorwort zur „Hypnose-Technik" (erschienen 1935, Auflage 1979) führt er aus, „...seit ich 1911...eine ‚Apologie' der Hypnotherapie zu geben versuchte, hat sich die Stellung der Hypnose und der Psychotherapie im Ganzen grundlegend verändert...Statt eine oft zu mechanisch technische seelische Hilfsarbeit am Symptom, wie es die alte Hypnotherapie oft war, ist die moderne universelle Psychotherapie in die tiefsten Fragen der menschlichen Persönlichkeit vorgedrungen....“ Damit hat sich durch die Weiterentwicklung der Methode Freuds Kritik an der Hypnose erübrigt.

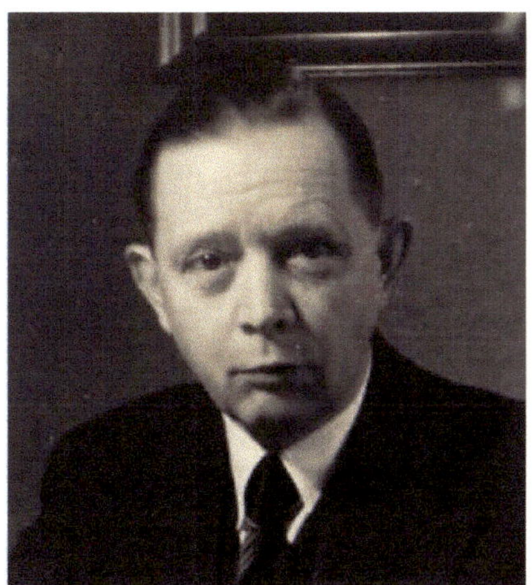

Abbildung 9: Ernst Kretschmer

FOR BRINGING A VASTER
PERSPECTIVE AND A HIGHER
POINT OF VIEW TO PSYCHOTHERAPY

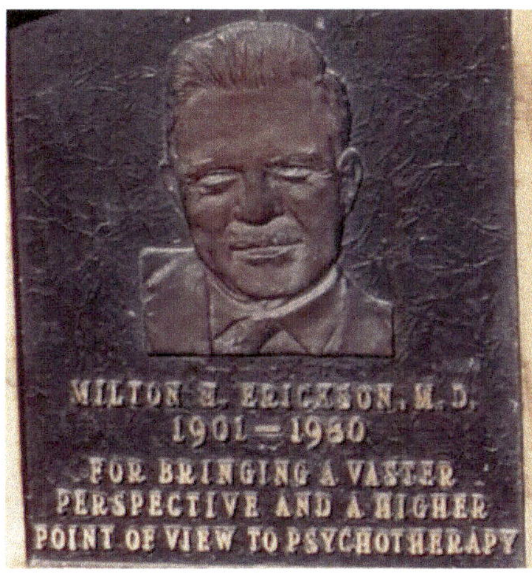

Abbildung 10: Gedenktafel MH Erickson, Phoenix, Arizona

1.9 „Gestufte Aktivhypnose“

Ernst KRETSCHMER (1888–1964) kam bei seinen Forschungen über Konstitutionstypen und weiterhin bei Überlegungen zum Wesen der Hypnose zu der von ihm so bezeichneten „Gestuften Aktivhypnose“, bei der der Patient zu einem eigenen, aktiven Aneignen der Grundübungen des Autogenen Trainings angelernt wird, die dann fremdsuggestiv verstärkt werden. Der Patient sollte aus seiner „passiven Rolle“ herauskommen. Er schätzte die passive Rolle in der Hypnose als antitherapeutisch ein, und Kretschmers Ziel bestand darin, in prägenden Kurzformeln „die Tiefenperson“ des Patienten anzusprechen und gleichzeitig parallel dazu laufend in tiefenpsychologischer Art mit dem Patienten diese Ziele zu erarbeiten.

Der Leidener Psychiater Berthold STOKVIS (1906–1963) befasste sich nach verschiedenen experimentellen Untersuchungen besonders mit den psychologischen Hintergründen der Hypnose. Sein Lehrbuch der Hypnose (1955) wurde dann nach seinem Tod von Dietrich LANGEN (1913–1980) durch eigene Erfahrungen angereichert und neu herausgegeben. Langen war als Schüler KRETSCHMERS besonders bemüht, die Hypnose und das Autogene Training in der Therapie der Allgemeinärzte zu verbreiten. Seine entsprechenden Seminare trugen hierzu entscheidend bei. Die **Gestufte Aktivhypnose** baute er zur sogenannten „Zweigleisigen Psychotherapie" aus und legte seine Ergebnisse in einer Monograpie dar (Langen 1967).

1.10 Die „neue Hypnose" (Milton H. ERICKSON)

Auch wenn die Hypnose im deutschen Raum in ihrer Effektivität nie bestritten wurde, so war sie in den 50er und 60er Jahren doch etwas aus dem zentralen Blickfeld geraten. So hatte schon 1950 in einem Vortrag der Lindauer Psychotherapiewochen der Erlanger Psychiater KIHN zum Problem der Hypnose gesagt, dass „eine große Zahl von Patienten auf die übliche, althergebrachte Form nicht mehr anspricht". „Mit einer starren überkommenen Hypnosetechnik" sei der Zugang zu tiefen Persönlichkeitsschichten schwer zu finden. Man müsse eine Sprache finden, die der Persönlichkeit eigentümlich sei und auf die diese Persönlichkeit anspreche mit „vielen tiefen Affekten und Glaubensmomenten". Auch wenn diese Entwicklung in Deutschland parallel stattfand, so wurde die „neue Technik" der Hypnotherapie von dem amerikanischen Psychiater Milton H. ERICKSON (1901–1980) in Deutschland wieder populärer gemacht. ERICKSON war eine hervorragende Persönlichkeit, die in ihrem Leben mit erheblichen Defiziten auf körperlichem Gebiet fertig werden musste. So war er zweimal an Kinderlähmung erkrankt, dadurch zeitweise völlig hilflos und an den Rollstuhl gefesselt und lernte gerade dadurch seine Umgebung, die Reaktionen seiner Mitmenschen, ihre Verhaltensweisen in besonderer Weise zu beachten und vermochte es, seine Wünsche oder Absichten in geschickter Weise so vorzubringen, dass man ihm folgte, ohne direkte Anweisungen zu erhalten. Gerade vor diesem eigenen biografischen Hintergrund entwickelte er zahlreiche neue Formen und bediente sich in seinen Therapien meistens indirekter Suggestion. Feststehende Rituale wurden von ihm weitgehend in der Hypnose abgelehnt, und stattdessen können bei seiner Vorgehensweise verschiedene Techniken angewandt werden, die die Einleitung einer Trance ermöglichen. Er machte viel Gebrauch von Metaphern, war ein Meister im Geschichtenerzählen, um damit das Unbewusste ansprechen zu können. So werden nach seiner Sichtweise auch Suchvorgänge nach neuen Lösungsmöglichkeiten in der Hypnose in Gang gesetzt unter der Annahme, dass das „Unbewusste“ (danach nicht identisch mit dem Begriff des *Unbewussten* bei Freud) klüger ist als das Bewusste und über entsprechende Fähigkeiten verfügt, auf die man sich verlassen kann. Weitere spezifische Vorgehensweisen werden später in diesem Buch noch ausgeführt.

Kapitel 2

Suggestion und Hypnose

Auch wenn der Suggestionsbegriff in jeder Epoche und für jede Therapie neu interpretiert wurde, so ist doch allgemein anerkannt, dass in erster Linie Suggestion verantwortlich ist für den hypnotischen Prozess. Das Wort „subgerere = unterschieben" ist von verschiedenen Autoren unterschiedlich definiert worden, erstmals wurde dieser Begriff von LIEBÉAULT und BERNHEIM in die Lehre der Hypnose eingeführt.

Zunächst sprach seinerzeit LIEBÉAULT davon, es handle sich um „die Erzeugung einer Vorstellung durch Wort und Gebärde in einem Schlafenden, um die Abwicklung eines körperlichen oder geistigen Vorganges zu veranlassen". Hier handelt es sich um eine damals einseitig auf die Hypnose abzielende Definition.

BERNHEIM war der Ansicht, bei einer Suggestion werde „eine Vorstellung ins Gehirn geführt und von ihm angenommen" (JOVANOVIC 1988). Es geht auch bei BERNHEIM eben darum, dass es sich letztlich um eine Hirnfunktion handelt. Durch die Hypnose wird „die ideoreflektorische Erregbarkeit des Gehirns gesteigert, so daß jede auftauchende Vorstellung sich sofort in Handlung umsetzt, ohne daß das psychische Organ, die höhere Instanz der geistigen Tätigkeit, diese Umsetzung kennen könnte" (BERNHEIM 1888).

So spricht auch der große Neurologe Bechterew (1857–1927) davon, dass die Suggestionsvorgänge sozusagen von der Hintertreppe aus unter Umgehung verschiedener psychischer Instanzen den Menschen erreichten, sich seiner bemächtigten, von ihm unbemerkt Besitz ergriffen, wie ein Dieb, der bei Nacht in ein Haus eindringe, sich dieses aneigne, um am nächsten Morgen als Hausherr verkleidet wieder zu erscheinen (Jovanovic 1988).

Wiederum sagt Kretschmer (1956), dass man unter Suggestion die „nicht durch Gründe und Motive, sondern unmittelbar reizmäßig erfolgende Übertragung von Empfindungen, Vorstellungen und besonders Willensantrieben“ verstehe. Für die Praxis ist gerade dieser Gedanke sehr wichtig, dass es nämlich zu einer unmerklichen Beeinflussung bei der Suggestion kommt, wobei es verschiedene Möglichkeiten zur Umgehung der menschlichen Ratio gibt.

Stokvis (1961) bezeichnet ähnlich als Suggestion die „Übertragung von Gedanken oder Vorstellungen durch Gefühlserlebnisse, wobei das bewußte Denken zurückgedrängt wird... Bei der Suggestion handelt es sich also um ein gefühlsmäßiges Einspielen auf das affektive Erlebnis des anderen“. Dies mag für das praktische Vorgehen am Patienten zunächst einmal genügen. Für weitere theoretische Überlegungen sei auf die einschlägigen Werke von Kossak (1989) und Jovanovic (1988) verwiesen.

Unterschieden werden können unterschiedliche Formen der Suggestionen, die sowohl in als auch außerhalb der Hypnose Anwendung finden. Dabei handelt es sich um:

1. Unabsichtliche unvorhergesehene Suggestionen. Hierbei merken weder der Suggestor noch der Suggerierte, was zwischen ihnen vorgeht.
2. Absichtliche unvorhergesehene Suggestionen. Hierbei wird Suggestion bewusst vom Suggestor eingesetzt, aber der Empfänger merkt dies nicht. Beispiele hierfür sind Reklame und Propaganda, aber auch die Wirkung von Medikamenten im medizinischen Bereich.

3. Unabsichtliche vorhergesehene Suggestionen. Hierbei handelt es sich um Suggestionen bei Behandlungssituationen, wenn der Patient eine starke Suggestionsbereitschaft mitbringt, obwohl der Behandelnde meint, dass seine spezielle Methode und nicht eventuell damit verbundene Suggestion helfen (Stokvis und Pflanz 1961).
4. Die vorhergesehenen Suggestionen. Hier werden bewusst Suggestionen durch den Behandler eingesetzt und die Suggestionsbereitschaft des Patienten/Klienten genutzt. Diese Form wird sowohl im psychotherapeutischen Bereich eingesetzt als auch bei den populären Schauhypnosen.

Eine weitere Unterscheidung besteht in der Differenzierung von **direkter** und **indirekter** Suggestion, wobei direkte Suggestion sich unmittelbar an den Patienten wendet, während die indirekte Suggestion „eingestreut“ wird, so z. B. auch an Dritte oder gar nicht direkt an eine Person gerichtet und allgemein formuliert wird, die Wirksamkeit jedoch sogar oft größer ist. Weitere Angaben hierzu werden noch weiter unten bei der Durchführung der Hypnose gemacht.

Wenn wir diesen weitgefassten Suggestionsbegriff anschauen, so werden wir feststellen, dass jede Form von gelungener Kommunikation ein suggestives Moment enthält, sodass die Suggestion als Basis für jede Hypnose gut erkennbar ist. So sprechen auch John Grinder und Richard Bandler, zwei amerikanische Hypnotherapeuten und Schüler von Milton Erickson, außerdem Entwickler des NLP (Neurolinguistisches Programmieren), davon, dass „eigentlich [...] jede Kommunikation Hypnose“ sei und ziehen ihren Spannungsbogen bis zur Aussage, „nichts ist Hypnose – so etwas wie Hypnose gibt es gar nicht“. Wichtig hierbei ist jedoch zu beachten, dass der Hypnosebegriff im Amerikanischen sehr viel weiter gefasst wird als in unserem deutschsprachigen Raum, wir hierfür eher den Begriff der Suggestion einsetzen würden.

Für die Hypnose wichtig erscheint noch in diesem Rahmen die Aussage von Stokvis (1961), dass Suggestion „die Übertragung von Gedanken und Vorstellungen durch Gefühlserlebnisse, wobei das bewußte Handeln zurückgedrängt wird...Bei der **Suggestion** handelt es sich also um ein **gefühlsmäßiges Einspielen auf das affektive Erleben** des anderen". Für die praktische Vorgehensweise mit dem Patienten ist dies grundlegend.

Kapitel 3

Hypnose, eine Therapie „ohne Theorie“

Immer wieder haben Forscher sich darüber Gedanken gemacht, was Hypnose eigentlich ist. Dabei ist es bisher nicht gelungen, alle Erscheinungen des hypnotischen Prozesses umfassend und allseits befriedigend in eine Theorie zu fassen. „Die Hypothesen zur Erklärung von Trancephänomenen und hypnotherapeutischen Effekten sind vielfältig und nicht unbedingt widersprüchlich“ (Revenstorf 2000). Verschiedene Phänomene werden beschrieben, die immer wieder unter dem Begriff Hypnose subsumiert werden. Hierbei handelt es sich um eine

- psychovegetative Umschaltung (Kopf sinkt, blasses Gesicht, Darmgeräusche, vertiefte ruhige Atmung, sparsame, verlangsamte Bewegungen, eventuell Katalepsie)
- Verringerter Hautwiderstand, verlangsamter Metabolismus
- Senkung der Katecholamine und Glucocorticoide im Blutspiegel
- Zunahme Lymphozytenzahl 20 Minuten nach der Hypnose
- Verlangsamte Reaktionsbereitschaft
- Suggestibilitätserhöhung im Rahmen der ethischen und moralischen Werte

- Erweiterte Vorstellungskraft auf allen Sinneskanälen u.s.w. (KAISER-REKKAS 1998)

Solche Phänomene sind jedoch nicht nur in der Hypnose, sondern auch beim Autogenen Training, bei Meditation und anderen selbstinduzierten Entspannungstechniken vorhanden und werden daher nicht automatisch mit Hypnose gleichzusetzen sein.

So ist es verständlich, dass im Laufe der wissenschaftlichen Beschäftigung mit diesen Phänomenen ganz verschiedene Auffassungen vertreten wurden und werden, die teilweise auch weltanschaulich geprägt sind. Es soll nur auf einige hier eingegangen werden, um die theoretischen Überlegungen nicht zu weit auszubreiten. Karl JASPERS sieht die Hypnose als „dem Schlaf verwandt“. Er sagt weiter: „Was dieser Zustand eigentlich ist, ist nicht aus einem bekannten Prinzip zu begreifen, sondern nur unterscheidend zu begrenzen. Es ist keine verstehbare seelische Verwandlung, sondern eine im Zusammenhang wirkende Suggestion, ein vitales Geschehen eigener Art. Es handelt sich um ein Urphänomen des seelisch-leiblichen Lebens, das sich als Veränderung des Bewußtseinszustandes zeigt“ (zit. nach H. BINDER 1986). Er spricht also von einem „vitalen Geschehen“ und ist im Übrigen auch der Meinung, dass es eben keine einleuchtende Theorie gibt, die alles umfassend erklärt.

Auch J. H. SCHULTZ (1963), der die Hypnose als eine „bionome Psychotherapie“ ansieht, spricht von der Verwandtschaft zum Schlaf, betont vor allem aber die suggestiv erfolgende Umschaltung, die er auch konzentrativ nennt, weil sie durch eine Außenabkehr, durch eine Entspannung mit „passiv schauender rezeptiver Haltung“, gekennzeichnet ist. Auf diesem Wege kommt es dann auch zu wesentlichen somatischen Veränderungen (s. Kap. 11 ab S. 95). Es geht also SCHULTZ ganz wesentlich um diesen Umschaltungsprozess, den er als „organismisch“ bezeichnet.

Der russische Forscher PAWLOW sieht wiederum die Hypnose als einen „reflektorischen Hemmungsvorgang im Gehirn“ (zit. nach JOVANOVIC 1988); bestimmte Rindengebiete werden durch regelmäßige, gleichförmige Reize vom Wachzustand ausgeschlossen, lediglich bestimmte Wachpunkte bleiben erhalten und ermöglichen den Rapport mit dem Hypnotiseur. Für ihn war die Hypnose ein partieller Schlaf. Für Oskar VOGT (SCHULTZ 1952) war sie dagegen ein partielles Wachsein, das er sozusagen mit einem seelischen Mikroskop beobachten wollte.

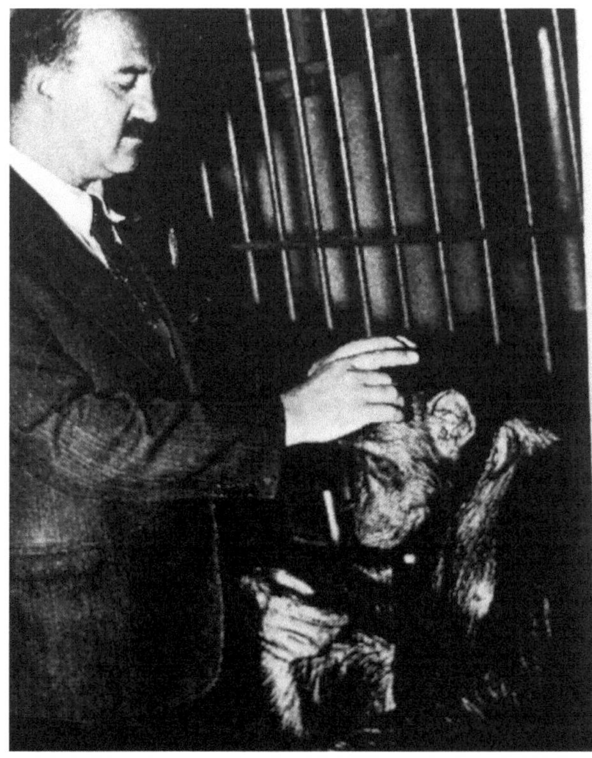

Abbildung 11: F Völgyesi (1895–1967) mit Hanna, einem weiblichen Schimpansen, im Zoo Budapest

VÖLGYESI hat sich PAWLOW in vielen Dingen angeschlossen. Er vergleicht die Hirnfunktionen sehr schön mit einer Leiter, auf der die obersten Sprossen der hellwachen Bewusstseinslage entsprechen. Durch die Hypnose und den Rapport, den er als seelischen „Sonderkontakt" bezeichnet, werde ein Zustand hergestellt, bei dem „die höchsten Hirnleitersprossen inaktiviert werden". So werde der „Weg zur Tiefenperson wirksam erschlossen". Es komme dann auch zu wesentlichen strukturellen Veränderungen im Organismus. Durch die Inaktivierung der obersten

Hirnleitersprossen werde z. B. auch eine Schmerzlinderung ermöglicht (VÖLGYESI 1950).

Eine ähnliche Vorstellung von der Hypnose hat wohl auch HILGARD: Er nimmt bei Menschen eine „Hierarchie der psychosomatischen Kontrollmechanismen“ an (REVENSTORF 1990). Viele Handlungen erfolgen schablonenmäßig, zwar unter der Oberkontrolle einer obersten Instanz, die dafür sorgt, dass alles zusammenläuft, aber es entstehen Subsysteme. In Hypnose ist es dann möglich, den Oberkoordinator auszuschalten, Subsysteme direkt anzusprechen. So wären z. B. vegetative Umstellungen zu erklären, z. B. auch das Verschwinden von Warzen, das einerseits durch die Vorstellung von Kühle, andererseits auch durch die Vorstellung von Durchwärmung und vermehrter Blutzufuhr herbeigeführt werden kann. Hier würden also „Subsysteme“ im Bereich der Hautversorgung angesprochen, ein ähnlicher Vorgang, der auch bei Verbrennungen wirksam ist.

Es wurde unter anderem auch versucht, die Hypnose als ein bloßes Rollenverhalten aufzufassen. Dabei wurde darauf hingewiesen, dass der Hypnotisierte eben eine Rolle spiele, die er dazu benutzen könne, sich einfach anders als wie gewohnt zu benehmen. Diese Rolle gestatte es ihm dann auch, ein gutes Medium zu sein, dem Therapeuten zu gefallen (siehe dazu auch Vorstellungen von STOKVIS). Letztlich wäre also Hypnose ein soziales Phänomen (KOSSAK 1959).

Lange Zeit hat sich eine ausgezeichnete Definition des Hypnosebegriffes von STOKVIS und PFLANZ bewährt: Es handelt sich danach um einen durch „affektive Faktoren hervorgerufenen Zustand einer (oftmals geringen) Senkung des zuvor eingeengten Bewußtseins, indem eine Regression der Grundfunktionen der Persönlichkeit (Denken, Fühlen, Wollen) sowie der körperlichen Funktionen eintritt. Die Einsicht in die reale Situation geht dabei höchst selten verloren. Die Reaktionsweise bleibt dabei fast immer bewußt.“ Praktisch bedeutet das also, dass es zunächst um die affektive Zuwendung geht, das Bewusstsein soll dann eingeengt und abgesenkt werden. Es tritt eine Regression ein, dennoch bleibt die Einsicht in die reale Situation erhalten, und der Hypnotisierte ist sich seiner Reaktionsweise bewusst.

Milton ERICKSON drückt dies etwas anders aus. Ihm geht es auch um die Veränderung des Bewusstseinszustandes mit gleichzeitiger Entspannung. Dabei entsteht eine neue Möglichkeit der Kommunikation mit anderen Menschen, die auf die verschiedenste Art herbeigeführt werden kann. „Es handelt sich dann darum, die verschiedenen Brennpunkte der Aufmerksamkeit, die typisch sind für das Alltagsbewusstsein, auf relativ wenige innere Wirklichkeiten zu beschränken, damit wird die Aufmerksamkeit sozusagen fokussiert, und es können innere Suchprozesse eingeleitet werden, Begrenzungen durch Alltagsbezugsrahmen werden dann erweitert, dadurch sind wieder neue Lernmöglichkeiten gegeben, und sogenannte Ressourcen aus dem Unbewußten werden freigemacht" (zit. nach G. SCHMIDT 1986).

Auffallend ist hier, dass Begriffe wie Hypnose und Trance (davon sprach ERICKSON meistens) nicht klar getrennt werden.

Unter Trance versteht man einen Bewusstseinszustand, der sich durch subjektive Veränderungen auszeichnet, wie z. B.: zeitliche Verzerrung, primär prozesshafter Zustand, dissoziative Erfahrungen, sodass dieser Begriff letztendlich die Veränderung des psychophysischen Zustandes beschreibt und somit weiter gefasst ist als Hypnose. Hypnose selbst ist nun ein Verfahren unter verschiedenen, einen solchen Trancezustand zu erreichen, wobei der spezifische Trancezustand in Hypnose als „hypnoid" bezeichnet wird, in dem dann die spezifische Interaktion der Hypnose zwischen Hypnotiseur und Patient/Klient stattfindet.

„Hypnose ist eine unter verschiedenen Methoden, um in Trance zu kommen" (BONGARTZ 1990). Die aktuell umfassendste **Definition von Hypnose** im psychotherapeutischen Bereich wurde im Rahmen einer Konsensuskonferenz unter Führung der Deutschen Gesellschaft für Ärztliche Hypnose und Autogenes Training (DGaeHAT) 1998 in Deutschland erarbeitet.

❗ „Unter Hypnose im ärztlichen und psychologischen/psychotherapeutischen Bereich wird die zweckgerichtete systematische Anwendung direkter und indirekter fremdsuggestiver

Techniken zum Erreichen eines heilsamen und verändernden, ressourcenaktivierenden temporären veränderten und verändernden Bewußtseinszustand und dessen physiologischen Korrelaten verstanden.
Mit systematischer Anwendung ist die methodengestützte Induktion, die organismische Umschaltung und die gezielte Rücknahme, ggf. mit posthypnotischem Auftrag, gemeint.“

In dem Manual von Revenstorf und Burkhard (2015) wird ausführlich auf die weiteren Erkenntnisse und theoretischen Überlegungen hingewiesen. Hier ist auch vor allem auf die neurobiologischen Ergebnisse hinzuweisen Halsband (2015).

Kapitel 4

Indikation und Kontraindikation für Hypnose

Lange Zeit wurde die Hypnose im Wesentlichen als eine symptomorientierte Therapie angesehen und wurde bei akuten Störungen und bei der Zielsetzung einer schnellen Hilfe bei diesen Störungen angesetzt. Für chronische Störungen oder Erkrankungen setzte man daher eher analytische oder aktiv-autohypnoide Methoden an. Da sich heute deutliche Veränderungen auch in tieferen psychischen Schichten auf der Konfliktebene und der Ebene von psychischen Defiziten gezeigt haben, kann diese Einschränkung so nicht mehr gemacht werden.

Insofern spielen in der Hypnosetherapie die tiefenpsychologischen Mechanismen und ihre Bedeutung eine große Rolle und werden auch genutzt (siehe auch Reddemann L 2008).

Trotzdem ist der psycho-physische Umschaltvorgang bei einem hypnotischen Zustand von großer therapeutischer Bedeutsamkeit, wobei dann gezielte direkte und indirekte Suggestionen eine zusätzliche und weitreichende Rolle spielen.

Auf der **Symptomebene** lassen sich durch Hypnose vor allem folgende Störungen therapeutisch angehen:

- Allgemeine Schmerzzustände in akuter und chronischer Form sind gut angehbar und nachgewiesen.
- Bei Schmerzen Krebskranker erweist sich die Hypnose als nützliche Therapiekomponente. Außerdem wird auch die immunologische Situation verbessert.
- Asthma bronchiale, Heuschnupfen
- Colon irritabile
- Hypertonie
- Schlafstörungen
- Enuresis
- Morbus Crohn, Ulcus duodeni, Colitis ulcerosa
- Tumorerkrankung, Warzen, Dermatosen
- Wundheilungen (u. a. bei Verbrennungen)
- Vasomotorische Störungen (Morbus Raynaud)
- Psychoneurotische Störungen (Phobien, Ängste, Prüfungsängste)
- Posttraumatische Belastungsstörungen (als adjuvante Technik in Kombination mit anderen traumaspezifischen Techniken)
- Adipositas
- Tics bei Kindern
- Tinnitus (symptomorientiert)
- Schwindel (psychogener Schwindel)
- Psychogene Störungen des autonomen Nervensystems (z. B. Erektionsstörungen).

Insgesamt liegen zahlreiche Untersuchungen bezüglich der Wirksamkeit und Effektivität von Hypnosetherapie vor, wobei sich bei dem heutigen Stand der Wissenschaft jedoch noch sehr begrenzte Aussagen darüber ergeben haben, inwieweit Hypnosetherapie über die Behandlung mit einer Ruhehypnose hinausgeht. Zumindest liegen einschlägige Untersuchungsergebnisse nur sehr begrenzt hierüber vor (Bongartz 2002).

Bezüglich der **Kontraindikationen** und **Ausschlussgründe** für Hypnose herrscht weitgehende Übereinstimmung für folgende Bereiche. Dabei ist zu unterscheiden zwischen **transitorischen** Ausschlussgründen und **permanenten** Ausschlussgründen:

1. **Transitorische Ausschlussgründe**:
   a) akute und latente psychotische Prozesse sowie psychosenahe Prozesse
   b) fehlende Einwilligung des Patienten
   c) Kranke, die Hypnose statt einer zwingend indizierten anderen Therapie einfordern
   d) pathologische Regression
   e) ohne realistische Erwartung des Patienten an Durchführung und Wirkung der Hypnose
   f) schwere, im wesentlichen psychotisch dekompensierte Persönlichkeitsstörungen
2. **Permanente Ausschlussgründe**
   a) mittelgradige bis schwere Intelligenzminderungen (Imbezillität, Idiotie)
   b) andere kognitive Störungen in Abhängigkeit von Konzentration, Auffassung und Gedächtnis
   c) chronifizierte Psychosen, bei denen produktive psychotische Symptome persistieren.

(Konsensus Konferenz Hypnose DGaeHAT 1999/2000)

Insgesamt muss beachtet werden, dass je nach Ausbildungsstand und Erfahrung die Grenzen der Ausschlussgründe nicht als starr gesehen werden können und in *manchen* Fällen Hypnose als zusätzliche Vorgehensweise sinnvoll sein kann, auch wenn eine alleinige Therapie mit Hypnose nicht indiziert wäre. Dies trifft insbesondere bei Erkrankungen aus dem psychotischen Formenkreis zu, ebenso bei schweren depressiven Störungen und Ich-strukturellen Störungen.

Kapitel 5

Praktisches Vorgehen und Rahmenbedingungen

5.1 Das Erstgespräch

Bevor der Arzt/Psychotherapeut Hypnose als therapeutische Vorgehensweise einsetzt, ist es dringend erforderlich, dass vorher eine gründliche körperliche Abklärung und Psychodiagnostik durchgeführt wird. Auch muss eine **Indikation** für die Vorgehensweise mit Hypnose gestellt werden. Danach ist es wichtig, sich schon im Erstgespräch einen Eindruck davon zu verschaffen, welche Wahrnehmungskanäle der Patient besonders gut ausgebildet hat. Hilfreich kann es hierbei sein, sich Schilderungen von Urlaubs- oder sonstigen Ereignissen geben zu lassen und dabei festzustellen, ob es z. B. **optisch** orientierte Menschen, **akustisch** orientierte, **taktile** oder **gustatorisch** orientierte Menschen sind, die wir zu einer Hypnose vor uns haben. Außerdem kann dieses Vorgespräch bereits darüber Aufschluss geben, welche **positiven inneren Bilder** beim Patienten vorhanden sind, die eventuell später als **Ressourcen** genutzt werden können. Auch Informationen über potentiell ängstigende Bilder können hier schon gewonnen werden.

Nach diesen allgemeinen Erörterungen, die auch dazu dienen, die affektive Resonanz zwischen Therapeut und Patient herzustellen, ist es notwendig, im ersten Gespräch Aufklärung über Ablauf, Wirkung und Nebenwirkungen zu geben und auch Alternativen bezüglich einer Behandlung mit Hypnose vorzustellen, außerdem explizit die Einwilligung zur Behandlung mit Hypnose und zur Veränderung durch die Behandlung einzuholen. Daraus ergibt sich dann die Bildung eines Arbeitsbündnisses (Behandlungsvertrages).

Außerdem werden hier Vorstellungen des Patienten eruiert, die dieser mit Hypnose verbindet, denn „in der Hypnose geschieht das, was der Patient erwartet, das geschieht" (D. LANGEN).

Hilfreich ist es auch, klarzustellen, dass es sich beim hypnotischen Zustand um etwas Natürliches handelt, dass dieser Zustand normalerweise mit angenehmer Entspannung empfunden wird und sich das Gefühl der Sicherheit und auch der Kontrolle über die Situation in der Hypnose vergrößert.

❶ Hypnose ist eine effektive Technik, die sich körperlich heilend und psychisch stärkend auswirkt.

Der Hypnosetherapeut ist Helfer zum Erreichen dieses positiven Zustandes, wobei dieser leicht erreicht werden kann, wenn der Patient die Bereitschaft mitbringt, sich einer Entspannung und Ruhe hinzugeben und sich in diesen angenehmen Zustand der Entspannung gleiten zu lassen. Die Eigenleistung des Patienten bestehe darin, sich eben diesem Zustand hingeben zu wollen. Wichtig ist es, an dieser Stelle nochmals für den Patienten klarzustellen, dass in Hypnose nichts gegen die ethisch-moralischen Vorstellungen des Patienten geschehen kann. Dies ist insbesondere daher so wichtig, da fälschliche Darstellungen in den Medien (Fernsehen, Presse) Ängste vor einer Hypnose schüren, die mit einer therapeutischen Hypnose nichts zu tun hat, und im Rahmen eines Behandlungs-Settings keinen Platz hat (s. auch Kapitel 12.1, Schwierigkeiten bei der Durchführung der Hypnose, hier 12.2 Widerstände ab S. 111).

5.2 Demonstration der Suggestibilität

Recht nützlich ist es, vor der Ersthypnose dem Patienten seine Suggestibilität zu demonstrieren. Hierzu ist der sogenannte Pendelversuch geeignet, der von CHEVREUL (1854) stammt. Mit der Feststellung an den Patienten gerichtet: „Es wird Sie interessieren, Neues bei sich selbst zu beobachten, das Sie bisher noch nicht in dieser Weise gekannt haben", reicht man ihm ein Pendel (etwa 30 cm langer Bindfaden mit einem kleinen Gegenstand als Gewicht) und erklärt weiter: „Jeder Gedanke hat die Tendenz, sich durchzusetzen. Wenn man sich ganz fest auf eine gedankliche Vorstellung konzentriert, tritt ein Effekt auf. Wenn Sie z. B. sich vorstellen, dass das Pendel Ausschläge macht, wird es sich entsprechend einstellen."

Zur Aufforderung kann man eine Pappscheibe von der Größe eines mittleren Tellers vor die Versuchsperson auf den Boden legen, darauf zwei Durchmesser in Kreuzform markieren. Man bittet dann die Versuchsperson den Arm leicht angewinkelt frei waagerecht von sich zu halten, das Pendel zwischen Daumen und Zeigefinger zu nehmen, über dem Mittelpunkt des Kreises hängen zu lassen und sich nun intensiv vorzustellen, das Pendel mache Ausschläge über den Durchmessern und um den Kreisumfang. Für viele kommt es dann zu einer für sie verblüffenden Reaktion des Pendels. Entsprechende Hinweise findet man auch in verschiedenen Büchern über das Autogene Training (z. B. B. HOFFMANN 2000).

Ebenso kann man den sogenannten Fallversuch machen (auch Schwankversuch). Dabei stellt man sich dicht hinter den Patienten, der aufgefordert wird, die Augen zu schließen, die Füße nebeneinander zu stellen und sich vorzustellen, ein kräftiger Magnet ziehe ihn mehr und mehr nach hinten. Man muss dabei beobachten können, dass er zumindest schwankt, unsicher wird und eventuell sogar Anstalten macht, sich fallen zu lassen.

Gerade dieser Fallversuch zeigt, ob Widerstände gegen den therapeutischen Vorgang bestehen. Man erkennt das daran, dass der Patient unter Umständen nach vorne geht oder überhaupt keine Bewegungen zeigt. Man wird dann versuchen, die Hintergründe des Widerstandes zu eruieren und/oder die Wichtigkeit der aktiven Entspannung und

Hingabe als gute Voraussetzung für die Hypnose zu betonen. Ohne diese könne die Therapie nicht gelingen. Der Therapeut könne nur diese Hingabebereitschaft unterstützen. Dabei muss es zu einer sogenannten „Wir-Bildung" kommen: „Wir wollen zusammenarbeiten, dass es Ihnen besser geht." Diese grundsätzliche Haltung nimmt auch dem Therapeuten etwas von seiner eventuellen Angst, es könne etwas bei der Hypnose nicht nach Plan ablaufen. Treten nämlich Schwierigkeiten auf, liegt es wahrscheinlich nicht am Therapeuten, sondern es mangelt beim Patienten an dieser Bereitschaft, etwas Neues bei sich zu erfahren.

Für H. Wallnöfer hat sich zur Demonstration der Suggestionswirkung folgende Kurzhypnose bewährt (freie Übersetzung nach Erickson):

„Setzen Sie sich, bitte, in diesen Sessel, bequem und locker und sehen Sie bitte geradeaus nach vorne. Versuchen Sie sich mit offenen Augen vorzustellen, dass an Ihrer rechten (linken) Seite ein kleines Tischchen steht, knapp neben der Lehne Ihres Sessels. Lassen Sie bitte Ihre beiden Arme während des Versuches locker auf den Oberschenkeln liegen. Auf dem kleinen Tisch, den Sie sich vorstellen, versuchen Sie sich einen Korb, angefüllt mit Obst, vorzustellen, mit Äpfeln, Birnen, Bananen, Pflaumen, Orangen oder jeder anderen Frucht, die Sie gerne haben. Wenden Sie aber bitte nicht Ihren Kopf zu Seite. All diese Früchte stellen Sie sich als gut erreichbar für Ihre rechte (linke) Hand vor, die ruhig auf dem Oberschenkel liegenbleibt. Als nächstes stellen Sie sich bitte einen normal hohen Esstisch vor, der direkt vor Ihnen steht, gerade so weit entfernt, dass Sie sich ein wenig vorbeugen müssen, um etwas auf ihn legen zu können. Nun kommt die eigentliche Aufgabe. Sie sitzen im Sessel, schauen geradeaus und versuchen, sich geistig den folgenden Prozess Schritt für Schritt in der genau richtigen Reihenfolge gedanklich vorzustellen und die Empfindungen möglichst plastisch zu fühlen, die Sie haben, wenn Sie eine Frucht aus dem Korb nehmen und auf den vor Ihnen stehenden Tisch legen. Stellen Sie sich bitte plastisch vor, ohne es zu tun, wie Sie den rechten (linken) Arm vom Oberschenkel abheben, wie Sie ihn über die Lehne des Sessels heben, welche

Empfindungen Sie dabei im Ellenbogen und in der Schulter haben, wie sich der Arm seitwärts streckt, wie Sie die Hand wieder etwas senken, das Gefühl, das Ihre Fingerspitzen vermitteln, wenn Sie eine Frucht berühren, wie sich die ganze Frucht anfühlt, wie Sie jene Frucht wählen, die Ihnen am meisten zusagt, wie Sie die Finger um sie schließen, wie Sie sie aufheben, ihr Gewicht fühlen, wie Sie die Hand mit der Frucht heben, sie über die Lehne des Sessels zurückführen und die Frucht dann auf den imaginären Tisch vor Ihnen legen. Das ist alles, was Sie zu tun haben. Stellen Sie sich bitte alles nur vor. Wenn Ihre Augen müde werden, oder wenn Sie glauben, dass Sie die Sache mit geschlossenen Augen besser machen können, dann schließen Sie sie. Sie können erwarten, dass Sie Fehler machen, wenn Sie Schritt für Schritt den richtigen Ablauf durchgehen. Dann machen Sie bitte eine Pause, denken Sie zurück, fangen Sie von vorne wieder an, genau, wie wenn Sie das Alphabet rückwärts aufsagen müssten und sich dabei irren. Es ist selbstverständlich, dass Sie sich irren, und Sie gehen dann einfach zurück und beginnen wieder von vorne. Nehmen Sie sich bitte ausreichend Zeit, hasten Sie nicht, machen Sie es sorgfältig, still, und beachten Sie jeden einzelnen der gedachten Vorgänge. Wenn Sie es wünschen, will ich diese Instruktionen gerne wiederholen. Es kann Ihnen auch passieren, dass Sie vielleicht zuerst den Gedanken haben, einen Apfel aufzunehmen, dann Ihre Meinung ändern und sich entscheiden, eine Orange zu nehmen."

Es ist erstaunlich, mit welcher Plastizität die Versuchspersonen ihre Vorstellungen erleben, wie oft man hört, dass man in den imaginierten Apfel habe beißen wollen, dass das „Wasser im Munde zusammengelaufen" sei. Man kann anhand solcher Schilderungen auf die interessanten Möglichkeiten der Hypnoseerlebnisse hinweisen, die ganz individuell gefärbt sind. So eignet sich diese Hypnosedemonstration auch recht gut zur Einführung und zur Darstellung autogener Prozesse im Autogenen Training.

Weiter sind aber auch Folgerungen zu ziehen im Hinblick auf die Wahrnehmungsgestaltung des Patienten, ob z. B. eine mehr visuelle, eine taktile oder olfaktorische Neigung besteht; das ist für die Gestaltung späterer Suggestionen sehr nützlich.

Generell zur **Suggestibilität** ist zu sagen, dass es die Unterscheidung einer **allgemeinen** und einer **situationsabhängigen** Suggestibilität gibt, wobei allgemein Kinder sehr suggestibel sind. Die Suggestibilität nimmt dann in der Pubertätszeit deutlich ab, und Erwachsene sind dann wieder etwas suggestibler, wohingegen im Alter die Suggestibilität allgemein eher nachlässt. Suggestibilität ist unabhängig von Intelligenz und hat etwas mit der Vorstellungskraft und dem sich einer Sache Hingeben zu tun.

Situationsbedingte Suggestibilität zeigt sich vor allem deutlich in therapeutischen Situationen, die mit einem gewissen Leidensdruck verbunden sind. Hier ist Suggestibilität deutlich erhöht im Vergleich zu reinen Demonstrationszwecken z. B. während einer Lehrveranstaltung. Auch in spezifischen Räumen wie Operationssälen oder Behandlungsräumen ist die Suggestibilität der Patienten deutlich höher als in „neutralen" Räumen. Dies kann in verschiedenen Situationen gut genutzt werden.

5.3 Induktion

Die Einleitung einer Hypnose kann auf verschiedene Weise ausgeführt werden, ist u. a. auch abhängig vom Geschick und den Fähigkeiten des Therapeuten. Es haben sich insgesamt jedoch einige Standard-Induktionen bewährt, die eine Einleitung einer Hypnose besonders sicher ermöglichen.

1. Verbale Induktion
   Hier eignen sich besonders allgemeine positive Beschreibungen von Ruhe, Schwere, Wärme, Entspannung. Es werden positive Gemeinplätze angeboten mit der Zielsetzung des Erreichens einer grundlegenden „Ja-Haltung", die dann öffnet für weitere positive Suggestionen. Diese Induktionsform wird meistens kombiniert mit
2. Augenfixation

Dies z. B. auf einen Finger, einen Stift, einen Gegenstand. Durch diese „Kon-Zentration“ (Einengung des Aufmerksamkeitsfeldes) tritt schnell eine Ermüdung und das Bedürfnis eines Augenschließens ein (s. auch 5.4).

3. Farbkontrastinduktion
   Diese Methode wurde von Levy-Suhl 1908 beschrieben. Die Farbenkontrastmethode wirkt sehr eindrucksvoll, weil der Patient die unbekannten physiologischen Vorgänge staunend registriert. Das aber ist für die Einleitung der Hypnose besonders günstig. Praktisch gestaltet sich die Einleitung der Hypnose durch die Farbenkontrastmethode folgendermaßen:
   Man gibt dem liegenden oder bequem im Lehnstuhl sitzenden Patienten die Farbtafel in die Hand und bittet ihn, sie so zu halten, dass er die Farbrechtecke und ihre Ränder scharf ansehen kann. Dann sagt man: „Sie hören meine Stimme zu Ihnen sprechen und sehen die Farbtafel deutlich vor sich. Sie sehen fest auf die beiden Farbrechtecke, rechts ist das blaue, links das gelbe...Während Sie starr auf die Farbtafel sehen, stellen Sie zunächst fest, dass die Grenzen mehr und mehr verschwimmen, immer unschärfer werden. Vor allem der schmale Streifen zwischen den beiden Farbrechtecken wird unschärfer, verschwommener, unschärfer. Die Grenzen werden immer undeutlicher...Sie sehen trotzdem unverwandt auf die Farbrechtecke, und mehr und mehr stellen Sie fest, dass die Farben sich umkehren. Wo blau war, sehen Sie gelb, wo gelb war, blau...Die Grenzen werden unschärfer und unschärfer, die Farben verkehren sich mehr und mehr...Blau und gelb bilden in der Mitte einen neuen grünen Farbblock mit unscharfen Rändern...“
   (siehe FARBTAFEL im Anhang C S. 184 und auf der hinteren Umschlagklappe)
4. **Fraktionierte Hypnose nach VOGT-BRODMANN**
   Bei dieser Induktionsweise handelt es sich um eine Methode, die besonders für Ersthypnosen bei wenig suggestiblen Personen eingesetzt werden kann. Die Induktion wird in mehreren Teilhypnosen ohne vollständige Desuggestionen zwischen den einzelnen Teilen

durchgeführt, um dann am Ende den hypnotischen Zustand zu erreichen. Von mir wird diese Methode häufig als „Hypnose in Scheibchen" bezeichnet. Sie führt stets zum Erfolg und sollte als Möglichkeit für uns selbst „in petto" gehalten werden, falls sich bei der Einleitung Probleme zeigen.

5.4 Die Einleitung mit direkter Suggestion im Sinne des klassischen Vorgehens

Es ist immer wieder gesagt worden, man solle bei den ersten Konsultationen des Patienten noch keine Hypnose durchführen. Eine solche generelle Empfehlung kann natürlich in Einzelfällen abgewandelt werden. Dies hängt von der jeweiligen Indikation und von der Situation ab, in der Hypnose angewandt wird. Bei sehr ängstlichen Patienten, oder wenn z. B. die Zeit sehr drängt, ist eine unterschiedliche Vorgehensweise sicherlich denkbar.

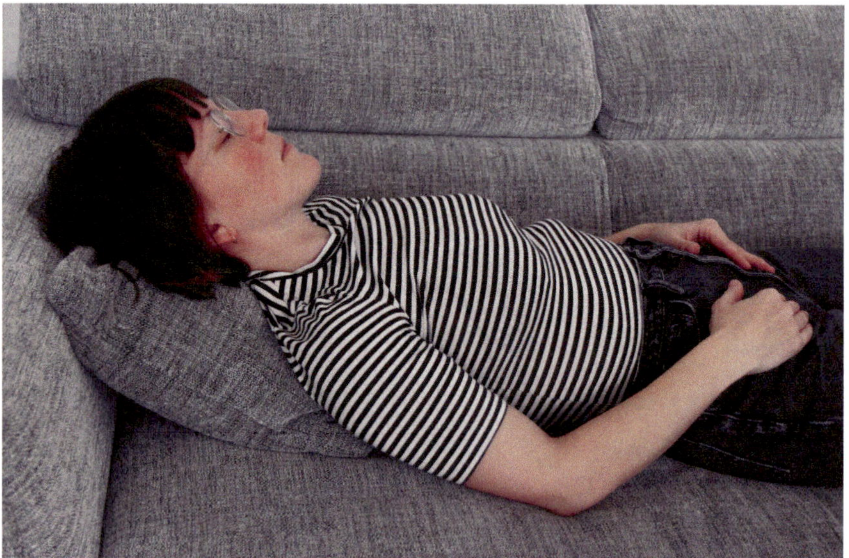

Abbildung 12: Induktionsphase im Liegen

Die Hypnose kann im Sitzen oder im Liegen durchgeführt werden, wobei dies sicherlich günstigerweise vom Patienten selbst gewählt werden sollte. Manche Patienten haben eine ausgeprägte Regressionsneigung, und von solchen wird die Liegehaltung oft bevorzugt. Dies kann im Einzelfall abgewogen werden, ob das Fördern solcher regressiver Tendenzen sinnvoll ist oder nicht. Man fordert also den Patienten auf, sich bequem hinzusetzen oder hinzulegen und kann beginnen z. B.:

💬 „Machen Sie es sich bequem. Kann ich noch etwas für Sie tun?"

(Beim liegenden Patienten ist es zu empfehlen, eine Decke anzubieten, dies als emotionaler Schutz und Sicherheit). Danach beginnt die Einleitung der eigentlichen Hypnose, wobei eine vorher angekündigte körperliche Berührung (z. B. Fühlen des Pulses) den Kontakt und die Compliance fördert. Danach wäre z. B. die Fixationsmethode sinnvoll anzuwenden. Dabei wird z. B. der Zeigefinger des Therapeuten etwa 30 cm oberhalb der Augen vor die Stirn gehalten und vom Patienten fixiert. Man kann sich bei der Fixation der verschiedensten Dinge bedienen, z. B. eines Bleistiftes, des eigenen Fingers, man kann auch den Stein in einem Ring anschauen lassen (Kleinsorge) oder auch ein Gänseblümchen, wie es die Teilnehmerin an einem unserer Seminare erfolgreich handhabte. Dabei wird man etwa folgendes sagen:

💬 „Sie liegen nun ganz bequem, ganz ruhig und schauen einmal unverändert auf die Spitze des Bleistiftes (auf den Finger, den Ring, das Gänseblümchen), ganz ruhig hinschauen, gar nichts erwarten, nichts wollen, nur hinsehen. Je länger Sie nun hinsehen, desto mehr wird dieser Punkt unscharf, es bedarf einer Anstrengung, den Punkt scharf zu sehen. Er wird unscharf, dann wieder schärfer. Durch das lange Sehen ermüden die Augen, ich sehe, wie die Augen zu glänzen beginnen, die Lider wollen offenbar zufallen. Es ist ja auch das Natürlichste, die Augen zu schließen, wenn sie allmählich vom langen Hinsehen müde werden. Vielleicht stellen Sie sich auch vor, dass die Lider ganz schwer sind, dass ein großer Wattebausch auf ihnen lastet und sie zudrückt. Ruhig diesem Gefühl nachgeben, die Augen langsam zufallen lassen. Sie können aber auch die Augen noch etwas geöffnet lassen, aber Sie werden das, was sie erreichen wollen, besser erleben, wenn Sie der Schwere der Augenlider nachgeben und die Augen schließen."

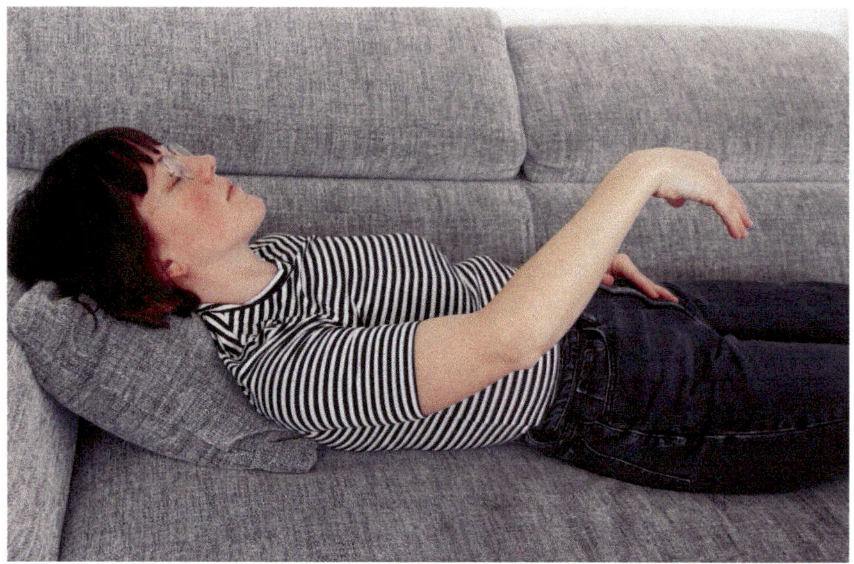

Abbildung 13: Armlevitation im Liegen

In verschiedenen Lehrbüchern findet man den Hinweis, man solle bei diesen Reden das Spiel der Pupillen beobachten, die sich durch die Konvergenz real beim Fixieren des Gegenstandes verengen, dann wieder erweitern, weil das Fixieren Mühe macht; dieses Moment sollte man nutzen, betonen, dass nunmehr der Gegenstand unscharf werde. Das klingt nach Suggestion, sie ist aber keine, da man nur beschreibt, was tatsächlich abläuft. Es ist aber oft schwer, die Weite der Pupillen zu erkennen bei der meist schwachen Beleuchtung, die bei der Durchführung der Hypnose herrscht, und dann noch vielleicht bei braunen Augen. Man wird aber sicher richtig liegen, wenn man nach einiger Zeit der Fixation behauptet: „Nun sehen Sie unscharf", da der Patient sicher sofort wieder neu fixiert, wird man fortfahren: „Jetzt wieder scharf."

Für H. Binder hat sich eine andere Methode – die Zählmethode – bewährt. Er ging in folgender Weise vor:

„Wenn es Ihnen angenehm ist, können Sie jetzt die Augen schließen, Sie brauchen es aber nicht. Schließen der Augen erleichtert zwar die Abwendung von außen und die Zuwendung nach innen. Das führt zur Selbstbesinnung. Selbstbesinnung fördert die Möglichkeit, den eigenen Körper besser wahrzunehmen und zu fühlen. Um sich von unnötigen Gedanken abzulenken, können Sie leise vor sich hin zählen mit eins beginnend, solange Sie mögen. Sie hören ganz nebenher meine Stimme. Die Umgebung ist völlig gleichgültig, ganz gleichgültig. Allmählich entwickelt sich ein angenehmer Zustand der Ruhe. Alles ist ganz natürlich, diese angenehme Müdigkeit und Schläfrigkeit, der Sie sich hingeben können, ohne etwas zu tun, zu wollen, zu erwarten, ist sehr wohltuend. Alles geschieht ganz von selbst. Das Fühlen Ihres Körpers ist sehr angenehmen. Lenken Sie Ihre Aufmerksamkeit ein wenig auf Ihre Arme. Vielleicht fühlen Sie das vorhandene Eigengewicht Ihrer Arme mit einer angenehmen Schwereempfindung, es muss keine bestimmte Schwere sein, so wie Sie es empfinden, ist es gut und richtig. Einfach kommen lassen, geschehen lassen – wenn es Ihnen schon möglich ist, lenken Sie Ihre Aufmerksamkeit auch auf Ihre Beine, vielleicht empfinden Sie dort ebenfalls eine angenehme Schwere. Die Schwere ist bekanntlich Ausdruck einer Muskelentspannung und die führt auch zur Gefäßerweiterung, sodass sich auch eine angenehme Wärmeempfindung einstellt. Wohlige Wärme durchströmt Sie, beginnend mit den Armen, durch den ganzen Körper abwärts gleitend, auch in die Beine hinein. Ich sehe, dass Sie ganz ruhig und entspannt aussehen, Ihre Gesichtszüge sind glatt und gelöst, Ihr Mund hat sich etwas geöffnet, möchte sich öffnen, geben Sie dem ruhig nach. Immer mehr Ruhe und eine angenehme Müdigkeit, Geborgenheit und Schläfrigkeit überkommt Sie. Ihr Unbewusstes hört weiterhin meine Stimme. Alles andere ist völlig gleichgültig. Auch Ihre Atmung ist ganz ruhig, sie geschieht ganz von selbst. Sie erleben diesen Rhythmus des Hebens und Senkens von Brust und Bauch als sehr beruhigend. Sie fühlen sich dabei ganz wohl und geborgen. Sie spüren auch, wie mit jedem Atemzug die Ruhe sich vertieft. Mit jedem Atemzug vertieft sich die Ruhe. Unendliche Ruhe und Geborgenheit erfüllt Sie. Einfach alles kommen und geschehen lassen. Sie gleiten immer tiefer, immer tiefer in einen wohligen Zustand der inneren Ruhe, Harmonie und Gelassenheit. Genießen Sie es weiter und erholen Sie sich dabei. Ich überlasse Sie jetzt eine kurze Zeit sich selbst, diesem angenehmen Zustand der tiefen Ruhe und der Geborgenheit."

Hier kann man eine kurze Pause machen (hypnotische Pause), dabei kann man sich z. B. bei der Demonstration der Hypnose an die zuschauenden Gruppenmitglieder wenden. Es können deren Fragen beantwortet werden, der Hypnotisierte wird sich nach der Rücknahme schwertun, sich an das zu erinnern, was dabei besprochen wurde, vor allem wenn zuletzt vor der Pause die Suggestion gegeben wurde:

„Alles, was jetzt besprochen wird, ist für Sie ganz gleichgültig, Sie bleiben ganz unbeteiligt, ganz auf sich konzentriert."

Es ist auch interessant zu sehen, dass die verstrichene Zeit nicht richtig eingeschätzt werden kann.

Nach einiger Zeit kann man sich wieder dem Patienten bzw. der Versuchsperson zuwenden:

„Nun komme ich zu Ihnen zurück. Ich sehe, Ihr Atem läuft weiterhin ganz ruhig und regelmäßig. Geben Sie sich dem weiter hin. Wie fühlen Sie sich? Sie können uns etwas sagen, ohne den tief entspannten Zustand zu verlassen."

Dann kann man feststellen, wie der Patient sich fühlt. Und dann wird man vielleicht mit der Desuggestion beginnen. Hier schlägt Binder folgendes Vorgehen vor:

„Ich zähle nun bis drei, und Sie werden bei eins die Arme und Beine kräftig bewegen, sich recken und strecken und dehnen. Bei zwei werden Sie tief durchatmen, noch einmal tief durchatmen und jetzt bei drei die Augen öffnen, sich noch etwas besinnen und wieder ganz wach sein."

Eine andere Rücknahme kann auch der 6-stufigen Rücknahme beim Autogenen Training entsprechen (siehe Anhang B S. 169).

5.5 Wirkphase – Vertiefung des Zustandes

Bei der Durchführung der Hypnose unterscheidet man die Phasen

- der Induktion
- der Vertiefung und Stabilisierung im Rahmen der Wirkphase
- der Utilisation
- und der Beendigung eines veränderten und verändernden Bewusstseinszustandes.

Je nach Zielsetzung und Verlauf wird bei der Durchführung der Hypnose zwischen Vertiefung und Stabilisierung einerseits und Veränderung und Utilisation andererseits hin- und hergewechselt.

In der Vertiefung des hypnotischen Zustandes werden Formulierungen verwendet, die darauf abzielen, eine Einengung des Bewusstseins herbeizuführen, dieses dann abzusenken und Suggestionen zu vertiefen, so z. B.:

„Sie können sich ganz ruhig diesem angenehmen schläfrigen Zustand überlassen, immer tiefer sinken (⚠ *dabei generell das Wort ‚fallen' vermeiden*), sich völlig gelöst der Ruhe überlassen und diesen Zustand genießen nichts tun zu müssen, nichts erwarten, nichts denken. Dabei entsteht allmählich mehr und mehr das Gefühl der Schwere in den Armen, dann auch in den Beinen. Sie kennen dieses Gefühl, wie wenn man sich nach einer körperlichen Anstrengung hinlegt, sozusagen alle viere von sich streckt. Man ist dabei angenehm müde. In der Schwere lösen sich die Muskeln, auch die Gefäße, das Blut fließt kräftig durch die Adern, bewirkt eine angenehme Durchwärmung. Sie kennen solches angenehme Wärmegefühl, als ob Sie in einem warmen Bad liegen würden, völlig gelöst, ganz unbeschwert, wohlig warmes Gefühl, gleichzeitig spüren Sie die Atmung. Sie spüren, wie die Luft ein- und ausgeht, der Brustraum sich hebt und senkt. Es ist sehr angenehm, diesen Rhythmus der Atmung zu erleben."

Bei diesen Worten versucht man, sich in die Atmung des Patienten einzufühlen, ihn beobachtend auf die Ein- und Ausatmung zu warten, dann entsprechende Formulierungen anzubringen. Es hat sich dabei auch sehr bewährt, die eigene Sprechweise an die Atmung des Patienten anzupassen und die wesentlichen Suggestionen immer in der Phase der Ausatmung zu geben. Dabei fühlt man sich überhaupt in den Rhythmus des Patienten mehr und mehr ein. Dabei kann man wieder sagen:

„Sie werden dabei immer ruhiger, immer schläfriger, die Ruhe umgibt Sie wie ein großer Mantel, der alles andere abschirmt. Auch der Körper ist deutlich schwerer. Spüren Sie auch hier eine angenehme behagliche Wärme. Gleichzeitig kann sich das Schweregefühl mehr und mehr vertiefen. Man will sich gar nicht mehr bewegen, es ist angenehm, so ruhig zu liegen, ganz bewegungslos."

Derartige Sätze werden dann wiederholt. Dazu erfolgen weitere Suggestionen im Sinne der Behaglichkeit, der Schläfrigkeit, der Entspannung und wiederum die Feststellung, dass es angenehm sei, so zu liegen, nichts zu tun, es zu genießen und sich selbst etwas Gutes zu tun.

Als hilfreich hat sich auch eine Zählmethode bewährt, wie z. B.:

„Man kann sich immer tiefer in die Hypnose Schritt für Schritt absinken lassen. Stellen Sie sich z. B. eine Treppe vor, die nach unten geht. Mit jedem Schritt, den Sie nach unten gehen, kann sich die Hypnose vertiefen und immer tiefer werden. Sie können diese Treppe so weit nach unten gehen, wie es Ihnen gut tut. Sie gehen los bei eins – tiefer und tiefer – und bei zwei noch tiefer. Sie erleben Ihren ganzen Körper gelöst und entspannt, die Schultern, den Körper, den Bauch. Alles kann entspannt werden. Bei drei..." (So geht es dann weiter, z. B. bis 10).

Weiterhin kann die sogenannte Konfusionstechnik den hypnotischen Zustand weiter vertiefen, so z. B.:

„Versuchen Sie sich einmal vorzustellen, wie dieser Zustand immer tiefer und tiefer eintritt, und geben Sie sich dem Gedanken hin, wie es in Ihrer Erinnerung morgen aussehen kann, wenn Sie sich an heute erinnern, während Sie nun diesen Zustand langsam erreichen, in einer Tiefe, die Sie sich gestern vielleicht noch nicht vorstellen konnten, und vielleicht gehen Sie die Stufen langsam abwärts, die Stufen einer Treppe, die Sie beschreiten und von eins auf drei gehen und vielleicht vorwärts auf vier und rückwärts auf zwei, oder umgekehrt, ganz wie Sie wollen, Sie können sich dabei diesem Zustand immer weiter hingeben, und je tiefer Sie in diesen hypnotischen Zustand gelangen, desto sicherer und entspannter können Sie sich fühlen, nichts tun zu müssen, sich ganz gehen zu lassen..."

Gerade diese Beschreibung von eher verwirrenden Äußerungen hilft es dem Patienten zunehmend, sich einfach fallen zu lassen, ganz seine rationalen Überlegungen aufzugeben und sich diesem entspannten Zustand weiter hinzugeben.

Die **Metapher** der Treppe als Möglichkeit der Regulierung der Tiefe des hypnotischen Zustandes hat sich aber auch unabhängig von der Konfusionstechnik bewährt.

Nach dieser Vertiefung wird eine „Pause" eingelegt, die z. B. mit folgender Suggestion eingeleitet werden kann:

„In dieser tiefen Ruhe erholt sich nun das gesamte Nervensystem". Weiter kann vor der „Pause" angesagt werden: „Ich werde jetzt einmal schweigen und überlasse Sie ganz diesem Ruhezustand, der zu einer tiefen Erholung führen wird. Sie werden träumen, es können vielleicht nebelhafte oder auch deutliche Bilder auftreten, ruhig kommen und gehen lassen. Gleich werden Sie mich dann wieder hören, wenn ich deutlicher zu Ihnen spreche."

Nach einer Pause, die man vielleicht zunächst nur ganz kurz macht und die man später zeitlich ausdehnen kann, wendet man sich dem Patienten wieder zu. Während dieser Pause kann man den Patienten vielleicht auch verlassen, indem man dies ankündigt:

„Ich lasse Sie ein wenig allein, Sie werden dabei träumen und dösen und immer tiefer in die Ruhe sinken können. Ich werde im Nebenzimmer sein, für Sie aber dauernd erreichbar."

5.6 Utilisation

Positive Erfahrungen und Eigenschaften, Erfahrungen, die wir in unserem Leben gemacht haben, oder an denen wir teilhaben durften, unsere allgemeinen oder psychischen Fähigkeiten, all das sind Möglichkeiten, die wir im Rahmen einer Hypnose zum Finden von Lösungen und positiven Veränderungen nutzen können.

In der obengenannten Definition der Hypnose (DGÄHAT 1998) geht es um einen **ressourcenaktivierenden Prozess**. Solche Prinzipien werden auch von Antonowsky in seinem Modell der Salutogenese beschrieben.[2]

In den Gesprächen vor der Hypnose und auch in der Hypnose selbst heißt es nun für den Therapeuten, die positiven Ressourcen und Orte so weit im Patienten aufleben zu lassen, dass daraus erwachsend neue positive Schritte der Veränderung gegangen werden können („**pacing and leading**“ nach M. Erickson).

Hilfreich zum Nutzen dieser Ressourcen haben sich Metaphern und Geschichten gezeigt. Diese können sich am besten ausbreiten, wenn sie aus dem eigenen Erlebnisbereich des Patienten heraus entwickelt werden oder aber allgemeine positive Erfahrungen der Menschen betreffen (Quelle, Situation am Meer, Baum etc.). Solche **Metaphern** sind u. a. dann auch in dem später entwickelten psychotherapeutischen Verfahren des Katathymen Bilderlebens (heute: Katathym Imaginative Psychotherapie) nach Hanscarl Leuner beschrieben.

5.7 Verändernde Zustände

Ziel der Hypnose ist es, durch direkte und indirekte Suggestion sowie Ressourcenaktivierung und Utilisation positiver Erfahrungsbereiche im Rahmen des veränderten Zustandes (**Hypnoid** als spezifische Form der Trance in der Hypnose) eine Veränderung zu erreichen. Veränderungen hierbei bedeuten Änderung des Bezugsrahmens, des Standpunktes und erweitern die Handlungsmöglichkeiten („**reframing**“), wobei die von

[2] Ohm D, 2000

Erickson beschriebenen Suchprozesse im Hypnoid eine Verbesserung der Möglichkeiten der Nutzbarmachung sämtlicher bisher gemachten Erfahrungen bedeutet. In dieser Bedeutung ist auch der Satz von Erickson zu verstehen, der sagte: „Das Unbewußte ist klüger als das Bewußte".

Als hilfreich für die Erweiterung des Handlungsspielraumes haben sich auch die Methoden der **ideomotorischen Zeichen** bewährt. Diese Technik wurde von Milton Erickson, Lesley Le Cron und David Cheek entwickelt. Dabei handelt es sich bei den ideomotorischen Signalen um kleine Fingerbewegungen, die durch vorher eingeübte Festlegung der Finger (*ja, nein, ich weiß nicht*) kodiert wurden. Diese Finger bewegen sich dann unwillkürlich bei bestimmten Fragestellungen im hypnotischen Zustand und können als Zeichen des „Unbewussten" verstanden werden. Besonders interessant ist es, wenn im Rahmen dieser ideomotorischen Arbeit sich Differenzen zwischen dem bewussten Entscheiden eines Patienten und der Reaktion seines Fingers ergeben. Die daraus sich ergebenden Differenzen können in der weiteren therapeutischen Arbeit gut genutzt werden.

Als Beispiel sei hier angeführt, dass im Rahmen einer therapeutischen Arbeit in einer Situation mit einem Patienten deutliche Differenzen auftraten zwischen der bewussten Einstellung zu seiner Ausbildung und seinem Beruf und den Reaktionen seiner Finger auf Befragung bezüglich der inneren Identitätsfindung in diesem Bereich. Dieser dadurch entdeckte Zwiespalt konnte im Weiteren positiv genutzt werden und öffnete den weiteren Weg für zusätzliche Ressourcen und löste innere Blockaden, die bis dahin die weitere berufliche Entwicklung dieses Patienten gehindert hatten.

Als wichtige Stabilisierung einer neuen Erfahrung oder einer neuen positiven Reaktion können körperliche Zeichen, sogenannte Anker, eingesetzt werden. So kann z. B. eine positive kurze Erfahrung in einer Hypnose durch den Fingerschluss zwischen Daumen und einem der gegenüberliegenden Finger für einige Sekunden gefestigt werden, dies mit dem Hinweis, dass das gerade erlebte positive Gefühl und die veränderte Einstellung jedes Mal durch das Zusammenführen dieser Finger erneut reaktualisiert werden kann. Damit werden neue Erinnerungen, Erfahrungen und Gefühle mit einer körperlichen Bewegung konditioniert (**„anchoring“**).

5.8 Beendigung der Hypnose, Rücknahme

Ziel der Rücknahme aus der Hypnose ist die Beendigung des hypnotischen Zustandes und das Erreichen des vorherigen Wachzustandes. Bewährt hat sich neben der oben beschriebenen kurzen dreistufigen Rücknahme auch eine sechsstufige Rücknahme, etwa wie folgt:

„Ich werde jetzt bis sechs zählen, und bei sechs werden Sie dann wieder ganz wach und frisch sein, wie nach einem ruhigen erholsamen Schlaf. Und nun sage ich eins, und bei *eins* verschwindet die Schwere aus den Beinen, die Kraft kommt in die Beine zurück, Sie werden aber die Ruhe weiter behalten. Bei *zwei* geht nun die Schwere aus den Armen heraus, die Kraft kommt in die Arme zurück, die Ruhe wird aber bei Ihnen bleiben. Bei *drei* ist nun der ganze Körper wieder frei und leicht, die Organe funktionieren wie immer, die Atmung geht ganz ruhig ein und aus. Bei *vier* ist nun der Kopf wieder ganz frei und leicht. Bei *fünf* sind Sie wieder frisch und hellwach, und bei *sechs* sind Sie wach und öffnen die Augen.“

Eine weitere Möglichkeit besteht darin, durch indirekte Suggestionen es dem Patienten zu belassen, in welchem Tempo und in welcher Zeit er aus seinem hypnotischen Zustand zurückkehren will, gleichzeitig dabei aber vorzugeben, dass zwar jeder Mensch seine Zeit dazu braucht, aber die meisten Menschen in ein bis zwei Minuten das Ende eines solchen Zustandes erreicht haben können. Durch diese indirekte Suggestion wird ein allzu langes Rücknehmen verhindert.

Auch die oben beschriebene Möglichkeit der Metapher, eine Treppe hinunter zu gehen, kann hier in umgekehrter Reihenfolge genutzt werden, sodass der hypnotische Zustand durch Gehen der vorher nach unten gegangenen Treppe nun wieder nach oben zurückgenommen werden kann.

Nach dem Aufwachen ist es wichtig, mit dem Patienten ein Nachgespräch zu führen, um festzustellen, inwieweit dieser vorherige Zustand positiv erlebt wurde und Suggestionen eventuell noch zu verfestigen. Dies kann z. B. durch suggestive Aussagen geschehen, dass allmählich unter der weiteren Behandlung der veränderte Zustand weiterhin positive Entwicklung erfährt.

Häufig wird der Patient sagen, er sei „nicht ganz weg gewesen". Diese falsche Erwartung muss dann ausgeräumt werden mit dem Hinweis, wenn er vielleicht nicht mehr ansprechbar gewesen wäre, dann würden die heilsamen Worte ja zu ihm auch nicht durchdringen können. Auch kann man erklären, dass das Unbewusste sicher das aufgenommen hat, was von Wichtigkeit ist, und eine Wirkung werde sich immer stärker einstellen.

Wichtig ist es, auf solche kritischen Fragen und Einwände genügend einzugehen, um dem Patienten zu vermitteln, dass das, was er erlebt und getan hat, „etwas Gutes" ist. Möglich ist es auch, am Ende der Hypnose einen solchen Satz schon direkt im Hypnoid noch einzubauen, etwa wie folgend:

> „Wenn Sie jetzt die Übung für sich beendet haben werden, so werden Sie das Gefühl behalten können, dass Sie etwas Gutes für sich getan haben."

Bei manchen Menschen ist es auch sinnvoll, nach Beendigung der Hypnose kräftige körperliche Bewegungen ausüben zu lassen, um sich ganz wieder im „Hier und Jetzt" zu fühlen. Bei Personen, die das Autogene Training kennen, wäre auch die Rücknahme wie aus diesem auto-hypnoiden Verfahren möglich.

5.9 Sprechweise, Sprechtempo, fraktioniertes Vorgehen, Übungseffekt

Beim Sprechen wird sich der Behandler häufig einer etwas sonoren oder auch leisen Stimme bedienen. Hilfreich ist es, mit einem monotonen Tonfall zu reden, anfangs nicht zu leise, jedoch auch nicht sehr laut, damit die Aufmerksamkeit des Patienten gebunden wird. Im späteren Verlauf der Hypnose kann auch sehr leises Sprechen oder auch undeutliches Sprechen die Tiefe des hypnotischen Zustandes eher fördern. Auch verwenden manche Therapeuten die Möglichkeit der eher ungewöhnlichen Betonungsweise bestimmter Worte, um die Aufmerksamkeit des Patienten zu binden.

Das Sprechtempo ist günstigerweise dem Atemrhythmus des Patienten angepasst und führt dadurch schnell zu einer eher tieferen Entspannung. Das anfänglich gerade in ersten Hypnosesitzungen eher schnelle Atmen des Patienten oder auch Probanden in Übungssituationen wird sich dann durch langsames Verringern des Sprechtempos suggestiv positiv auf die Verlangsamung der Atmung auswirken.

Zu Beginn der Behandlung oder bei eher gering suggestiblen Menschen ist die **fraktionierte** Vorgehensweise nach Vogt von Nutzen. Man kann dabei zunächst eine Einleitung – z. B. durch Fixation – vornehmen, dann nach dem Augenschluss die übliche Suggestion der Schwere, der Entspannung und Ruhe geben, eventuell auch schon die Wärme suggerieren. Dann wendet man sich dem Patienten mit den Worten zu:

„Ohne wieder völlig zu erwachen aus diesem wohligen, entspannten Zustand können Sie sprechen und mir sagen, wie Sie sich fühlen, was Sie spüren, wie es Ihnen geht."

Nach den jeweiligen Äußerungen wird dann ein weiteres Vorgehen mit mehr Suggestion der Schwere und Entspannung genutzt, die dabei bildhaft zunehmend aufgebaut wird. Bei positiver Resonanz ist es nun möglich, durch weitere Suggestionen die Atmung und die Gedanken und Gefühle zu beeinflussen und stufenweise die Hypnose zu vertiefen (*Stichwort: „Hypnose in Scheibchen"*).

So ist auch ein Übungseffekt zu erzielen, der darin liegt, die Bewusstseinsveränderung rascher zu erreichen, die Bildhaftigkeit der Suggestion tiefer zu erleben, den Entspannungseffekt deutlicher wahrzunehmen. Dieses Üben führt bei späteren Hypnosebehandlungen allmählich zu einem schnelleren Eintritt der hypnotischen Phänomene. Auch das Vertrauensverhältnis zwischen Patient und Therapeut hat sich jetzt zunehmend gefestigt, und der Patient lernt in dieser Verlässlichkeit der Beziehung auch die Methode mehr und mehr schätzen, und dies führt zum Herbeiführen einer tieferen Entspannung. Die Erfahrung der tieferen Entspannung kann auch beim Überleiten der Hypnosebehandlung in eine Auto-Hypnose oder auch ins Autogene Training als Sonderform der Autohypnose positiv genutzt werden.

5.10 Dauer und Frequenz der Sitzungen

Die Dauer einzelner Hypnosebehandlungen kann sehr unterschiedlich gehandhabt werden, je nachdem, ob es sich dabei mehr um ein symptomorientiertes Vorgehen oder um Veränderung im strukturellen Bereich des Patienten handelt. Bei symptomorientiertem Vorgehen ist häufig eine kürzere Hypnose von etwa 15 bis 20 Minuten ausreichend, wohingegen bei ressourcenorientierter Vorgehensweise und strukturellen Veränderungen längere Hypnosesitzungen sinnvoll sind. So dürfte es im Allgemeinen ausreichend sein, eine Hypnosesitzung zwischen 15 und 40 Minuten durchzuführen, wobei Vor- und Nachgespräch jedoch auch noch hinzukommen. Da eine solche zeitliche Ausdehnung der Hypnose im Rahmen der Gebührenordnung für Kassenleistungen nicht vorgesehen ist (hier wird von einer Hypnosesitzung incl. verbaler Intervention von ca. 15 Minuten ausgegangen), hat die Hypnose im Rahmen der Leistungen der gesetzlichen Krankenversicherung im Moment nur bedingt Platz.

Frequenz: Sitzungen sollten anfangs mindestens einmal pro Woche, falls möglich, sogar zwei- bis dreimal pro Woche stattfinden, wobei danach die Abstände langsam vergrößert werden können. Je nach Vorgehensweise und Zielsetzung ist von einer gesamten Behandlungszeit von zehn bis fünfzig Sitzungen auszugehen, wobei das baldige Erlernen von autohypnoiden Verfahren die Gesamtzahl der Hypnosesitzungen verringern kann.

5.11 Anforderungen an den Therapeuten, an den Raum, Voraussetzungen beim Patienten

Die Behandlung mit Hypnose ist eine erlernbare Technik, die von jedem geschulten Arzt/Psychotherapeuten ausgeführt werden kann. Natürlich sind Voraussetzungen zu erfüllen, die überhaupt auch für jegliche Psychotherapie notwendig sind, so z. B. auf Seiten des Patienten die Bereitschaft, sich mit seelischen Problemen auseinanderzusetzen und sich darauf einzulassen.

Auf Seiten des Therapeuten ist eine ausreichende Ausbildung notwendig, wie diese von den deutschen Hypnosegesellschaften (DGaeHAT, DGH, MEG) gefordert wird. Als Beispiel werden in Kapitel 19 ab S. 159 die Weiterbildungs-Richtlinien der DGaeHAT abgedruckt.

Es wird weiterhin alles zu vermeiden sein, was den Eindruck des Mystischen bei einer Hypnosebehandlung fördert. Diese Vorstellungen sind leider bei vielen Patienten noch vorhanden und werden durch die oft unseriösen Schauhypnosen gefördert.

Der Raum, in dem eine Behandlung mit Hypnose stattfindet, kann sehr unterschiedlich ausgestattet sein. Es sollten jedoch vor allem anfangs zu starke Außenreize vermieden werden. Die Behandlung kann sowohl im Sitzen als auch im Liegen stattfinden, wobei die Liegehaltung regressive Tendenzen des Patienten eher fördert, was im Einzelfall sinnvoll, aber auch bei bestimmten Störungen eher hinderlich sein kann. Günstig erwiesen hat es sich auch, dem Patienten die Alternative Sitzen-Liegen vorzustellen und ihn dann selbst wählen zu lassen.

Voraussetzungen beim Patienten für eine Therapie mit Hypnose sind folgende: Es muss eine allgemeine Bereitschaft vorliegen, sich zu entspannen, sich einem veränderten Zustand hinzugeben. Gegen den Willen des Patienten ist eine Hypnose nicht indiziert. Es ist nachgewiesen, dass Patienten sich am besten hypnotisieren lassen, wenn sie ein gutes Vorstellungsvermögen und die Fähigkeit des Hingebens auf eigene Bilder haben, wobei ein gutes Selbstbewusstsein für eine Hypnosebehandlung förderlich ist. Weiter ist es jedoch auch günstig, wenn ein gewisser

Leidensdruck bei dem Patienten besteht (Hypnose zu Demonstrations- oder Lerneffekten ist eher schwieriger als Hypnosebehandlungen mit Patienten!). Andererseits sind jedoch auch Erfahrungen beschrieben, dass in Demonstrationshypnosen bei Lerngruppen trotz großer Skepsis einzelner Teilnehmer die hypnotische Suggestion besonders gut gegriffen hat. Unter dem Einfluss von sehr emphatischen Suggestionen sind immer wieder Teilnehmer besonders gut ins Hypnoid gekommen.

Wichtig ist bei der Behandlung mit Hypnose, dass sich eine positive Übertragungs-/Gegenübertragungssituation schon im Vorgespräch einstellt. Ungute Gegenübertragungsgefühle des Therapeuten seinem Patienten gegenüber zeigen sich als eher erschwerend und im Einzelfall sollten diese als Warnsignale verstanden werden, zu überdenken, ob die Hypnosebehandlung dieses Therapeuten mit diesem Patienten sinnvoll und indiziert ist.

Kapitel 6

Darstellung von Trancephänomenen

Zur therapeutischen Nutzung der hypnotischen Umschaltung ist es effektiv, dem Patienten eventuell Phänomene zu demonstrieren, die im hypnotischen Zustand auftreten, aber auch aus anderen Trancesituationen bekannt sind. Die daraus gemachten Erfahrungen können dann den weiteren therapeutischen Prozess positiv beeinflussen.

6.1 Immobilität

Eine Erfahrungsmöglichkeit im hypnotischen Zustand ist die sogenannte Immobilität. Hierunter wird die Unfähigkeit verstanden, aktive Bewegung auszuführen. Man gibt dabei dem liegenden oder sitzenden Patienten folgende Suggestion:

„Beide Arme liegen nun ganz schwer auf der Unterlage. Der rechte Arm wird nun noch viel schwerer werden, er ist noch viel schwerer, fest verbacken mit der Unterlage, er ist jetzt bewegungslos schwer. Wenn Sie jetzt einmal versuchen wollen, den Arm zu bewegen, dann werden Sie feststellen, dass, wenn es überhaupt geht, nur mit Mühe möglich sein wird. Sie sehen, wie tatsächlich nun hier in dem Arm eine Veränderung vorgegangen ist. Wahrscheinlich wollen Sie den Arm auch gar nicht mehr bewegen, es ist ja so gut, so ruhig und entspannt zu liegen. Lassen Sie ruhig weiter alles geschehen. Sie sehen aber, wie meine Worte ankommen."

Der Patient wird dann in den meisten Fällen den Arm tatsächlich bewegungslos liegen lassen, vielleicht aber auch noch kleine ruckartige Bewegungen machen. In solchen Fällen kann man wiederum sagen:

„Sie sehen aber, dass diese Bewegungen jetzt nur mühevoll möglich sind, so ist es gut. Es ist viel schöner, diesen Ruhezustand zu genießen, man kann alles Weitere geschehen lassen."

6.2 Levitation

Bei der Levitation geht es darum, einen der beiden Arme als leicht zu erleben, sodass er sich langsam von der Unterlage erheben kann. Von der Levitation hat ERICKSON sehr ausgiebig Gebrauch gemacht. In folgender Weise kann man hier vielleicht vorgehen (über den rechten Arm streichend):

„Ich nehme nun die Schwere aus dem rechten Arm heraus, die Schwere verschwindet aus dem rechten Arm. Dadurch wird sich das Gefühl ändern. Sie werden den Arm nun als leicht empfinden, der linke Arm bleibt deutlich schwer, er liegt weiter ganz fest auf, der rechte Arm wird aber deutlich leichter, er kann sich daher von der Unterlage abheben, sich allmählich mehr und mehr lösen. Sie können sich dabei vielleicht vorstellen, ein Luftballon sei am Handgelenk befestigt. Dieser zieht den Arm nun ganz langsam nach oben, stellen Sie sich deutlich diesen Luftballon vor, wie er steigt, steigt, den Arm allmählich mitnehmend. So kann der Arm ganz von selbst steigen, immer höher, dies alles geschieht ganz langsam, allmählich, ohne ihr Zutun. Der Arm steigt immer höher".

Die Möglichkeit, einen zweiten oder dritten Luftballon zusätzlich noch zu verwenden, verstärkt das Gefühl der Leichtigkeit beim Patienten.

Alternativ dazu ist jedoch auch die Möglichkeit da, das Handgelenk zu ergreifen, den Arm etwas anzuheben und dabei weiter suggerierend zu reden:

„Ich helfe einmal etwas nach, so vermindert sich das Gefühl für das Gewicht des Armes, es fällt ganz leicht, den Arm abzuheben und nun in dieser Haltung festzuhalten, er kann dann auch weiter nach oben steigen, bis er vielleicht senkrecht stehenbleibt."

6.3 Katalepsie

Hier kann sich die Katalepsieübung anschließen. Man bringt dazu den Arm in eine senkrechte Stellung und führt dann eine Innenrotation aus mit den Worten:

„Der Arm steht jetzt ganz fest, wie ein Pfahl in der Erde, er ist ganz fest, kann nicht gebeugt werden. Die Muskeln sind ganz hart. So bleibt der Arm stehen, ganz von selbst, bis ich ihn jetzt wieder berühre und der Arm ganz langsam schlaff wieder auf die Unterlage zurücksinkt."

Gelingt eine Übung nicht, tritt also z. B. zunächst keine Levitation ein, so sollte man Geduld üben und die Suggestionen wiederholen, gleichzeitig das Bild des Luftballons weiter ausmalen. Durch einen Misserfolg sollte man sich nicht beunruhigen lassen. Man kann den Patienten auf spätere Sitzungen verweisen, dabei kann man den Rapport vertiefen durch vermehrt angewandte Ruhesuggestionen.

Gelingt aber dieses Experiment, so hat es auch eine therapeutische Wirkung, aber mehr indirekter Art. Es vermehrt ein Gefühl der Lösung, des Freiwerdens, es kann so benutzt werden, um innerlich auf eine Distanz zu eventuell vorliegenden Störungen hinzuwirken.

Die Katalepsie, also das Verharren in einer erstarrten Haltung, ist ein sehr interessantes Phänomen. Besonders deutlich ist dies bei der „Hypnose" von Tieren zu beobachten, wo die Katalepsie meist durch einen ganz abrupten Lagewechsel herbeigeführt wird. Hypnotisierte Personen sind in der Lage, solches kataleptisches Verharren über lange

Zeit aufrechtzuerhalten, man spürt dabei keine Ermüdung, es tritt kein Muskelkater auf; es muss sich dabei um Stoffwechselveränderungen und vegetative Innervation der Muskelfasern handeln, die durch die Hypnose ausgelöst werden.

Für Kretschmer (1956) waren diese Erscheinungen ein Hinweis, dass in der Hypnose stammesgeschichtlich ältere Stufen des Seelenlebens erreicht werden können, die man beim Kulturmenschen auf plötzliche Affekteinbrüche mit elementarer, urtümlicher Reaktion beobachten kann, z. B. beim Bewegungssturm oder beim Totstellreflex. Er sprach von **hypobulischen** Schichten, die man in der Hypnose erreichen könne. Dies führte zur Entwicklung der gestuften Aktivhypnose (siehe Kapitel 16.3 ab S. 147).

6.4 Hypalgesie

Wenn auch die Darstellung einer Katalepsie kaum eine therapeutische Bedeutung hat, ist das hypnotische Phänomen der Hypalgesie, d. h. der verminderten Schmerzempfindlichkeit, in besonderen Fällen sehr wichtig für die Therapie. Man kann eine solche Hypalgesie so suggerieren:

„Wir wenden uns nun einmal dem rechten oder linken Arm zu. Der Bereich der Hand wird nun deutlich kühler. Man spürt deutlich eine Veränderung, die Hand ist ganz kühl. Sie kennen ein solches Gefühl, wenn die Hand in kaltem Wasser ist, ganz kühl wird, dadurch unempfindlicher. Dabei kann sich sogar das Gefühl entwickeln, als sei die Hand gar nicht mehr vorhanden, als sei sie wie durch einen Verband von der Außenwelt abgeschirmt, von einem ganz dicken Verband, sie ist dabei ganz unempfindlich geworden. Ein Schmerzreiz wird nun wie von Ferne empfunden."

Es wird notwendig sein, solche Suggestionen in ruhigem Tonfall häufig zu wiederholen. Nach diesen Worten ist es möglich, mit einer Nadel in die Hand zu stechen. Der Schmerz wird dann tatsächlich nur als dumpf oder als einfache Berührung empfunden, anders als an der anderen Hand.

6.5 Hypermnesie

Das Phänomen der „Altersregression" ist ebenfalls bei bestehender Indikation therapeutisch von großem Wert. Es ist in der Hypnose möglich, eine Hypermnesie herbeizuführen, d. h. die Erinnerungsfähigkeit zu verbessern. So können zurückliegende Erlebnisse reaktiviert werden, wobei man sich vorstellen kann, dass durch die innere Fokussierung der Gedanken Störungen, vielleicht auch Verdrängungen sozusagen wegfallen, sodass ein Zugriff zu einem Seelenmaterial möglich ist, das der Erinnerung zunächst nicht zur Verfügung steht. Mit der Veränderung der mnestischen Funktionen hat sich V. A. Gheorghiu in einer Monographie befasst (1973). Er schreibt, dass sich das Gedächtnis nicht positiv verändert, beruft sich dabei auf zahlreiche Experimente, nach denen es nicht gelingt, Lerninhalte in der Hypnose besser im Gedächtnis zu verankern. Dagegen ist es aber durchaus möglich, die Erinnerungsfähigkeit zu beleben, das geschieht vor allem dann, wenn ein früheres Erlebnis während der Hypnose in den gesamten damaligen Kontext gebracht werden kann. Durch Auflösung einer eventuellen affektiven „Sperre" wird eine bessere Reaktualisierung der gespeicherten und scheinbar vergessenen Informationen bewirkt. Dabei wird auf die ungewöhnliche Lebhaftigkeit von Vorstellungen während der Hypnose hingewiesen.

Solche Möglichkeiten sehen auch Bongartz und Bongartz (1988). Sie stellen fest, dass eine „Steigerung der Gedächtnisleistungen nicht möglich ist, wohl aber eine Verbesserung des Erinnerungsvermögens, wenn der Zugang zu Gedächtnisinhalten durch belastende Erlebnisse verschüttet ist".

In diesem Zusammenhang setzen sie sich auch mit Fragen der Reinkarnation auseinander bzw. mit angeblich in Hypnose erinnerten Erlebnissen aus einem früheren Leben. In dieser Hinsicht hat es verschiedene Untersuchungen gegeben. Die genannten Autoren stellen aber fest, dass „reinkarnatorische Erlebnisse in Hypnose heute als kreative Phantasien angesehen werden, bei denen sich – ähnlich wie im Traum – Ereignisse aus der Gegenwart oder Erinnerungen mit Wünschen oder Erwartungen zu einer ‚inneren Realität' verbinden, die – insbesondere von Personen mit großer Hypnosefähigkeit – als eine frühere Existenz erfahren wird". Beweise für eine mögliche Reinkarnation sind aus den Erfahrungen der Hypnose nicht bekannt.

Problematisiert werden muss an dieser Stelle aber auch, dass die Suggestibilität in der Hypnose erhöht ist, und dass bei unsachgemäßer Anwendung auch *falsche Erinnerungen* bei Menschen durch Hypnose *eingepflanzt* werden können.

6.6 Zeitverzerrung

Häufig werden Zeitverzerrungen in der Hypnose und auch anderen Trancezuständen berichtet, nämlich dass der „reale" Zeitverlauf deutlich verändert wahrgenommen werden kann. So können sowohl bei anderen Tranceerfahrungen als auch in der Hypnose Zeitabläufe deutlich beschleunigt oder auch verlangsamt wahrgenommen werden. Dies kann therapeutisch z. B. in bestimmten Situationen (Zahnbehandlung, Prüfungssituation) genutzt werden, aber auch das Verlangsamen des subjektiven Zeiterlebens in positiven Situationen bis hin zum Stillstehen von Zeit und dem wiederholten Erleben bestimmter Abläufe kann therapeutisch genutzt werden.

6.7 Halluzinationen

In zahlreichen hypnotischen Sitzungen gelingt es, Halluzinationen, also Sinnestäuschungen, hervorzurufen, dass z. B. in einem hypnotischen Zustand Personen oder „Helfer" auftreten, die beratend oder als Dialogpartner mit der hypnotisierten Person Kontakt aufnehmen können. Dies zeigt sich besonders im Bereich der Suchprozesse bei lösungsorientierten hypnotischen Zuständen hilfreich.

Auch Veränderungen von z. B. Geschmackswahrnehmungen sind beschrieben. Hier verweise ich auf Bleuler (1898).

O. Vogt (zit. nach Schultz 1954) gelang es, in Hypnose die Wahrnehmung einer Made in einer Pflaume zu suggerieren, das führte sozusagen zu einer experimentellen Neurose mit späterer allgemeiner ängstlicher Ablehnung von Obst.

6.8 Primärprozess

Im alltäglichen Wachzustand Erwachsener werden die Reaktionen auf die Umwelt gemäß einer Reihe von Kriterien organisiert. Diesen Vorgang hat Freud als Sekundärprozess beschrieben. Es gelten die Regeln der allgemeinen Logik, die dabei helfen, Unterscheidungen verschiedener Wahrnehmungen zu erleichtern und Realität und Phantasie zu unterscheiden.

Bei kleinen Kindern, beim Träumen sowie bei psychotischen Zuständen, aber auch in Trancezuständen und in der Hypnose sind solche **sekundärprozesshaften** Abläufe weitgehend außer Kraft gesetzt, und das von Freud bezeichnete „**primärprozesshafte** Denken" hat seinen Raum. So werden z. B. Gegensätze nicht mehr als absolut gegensätzlich empfunden. Die Unterscheidung zwischen Wollen und Tun ist aufgehoben. Logische Widersprüche werden ohne Schwierigkeiten toleriert. Das Wissen um solche Phänomene erleichtert es ja auch, Träume besser zu verstehen und findet seine Anwendung u. a. auch in psychodynamischen Therapieformen und dem Umgehen mit Träumen in diesen Therapien. Primärprozesshaftes Denken und Wahrnehmen in hypnotischen Zuständen ermöglicht es nun, kreative Prozesse zu fördern und Lösungen anders als durch strenges, logisches Denken zu finden. Solche Primärprozesse werden sowohl in Hypnosetherapien als auch in sonstigen Tranceerfahrungen als bereichernd erlebt, ohne dass daraus die Gefahr einer psychotischen Dekompensation erwachsen würde, zeigen jedoch gleichzeitig die Grenzen und möglichen Kontraindikationen für die Behandlung mit Hypnose auf (akute Psychose aus dem schizophrenen Formenkreis u. ä.).

Kapitel 7

Posthypnotische Aufträge

In ganz besonderer Weise hat es die Forscher immer wieder interessiert, zu erleben, wie suggestive Befehle in der Hypnose nach Beendigung des hypnotischen Zustands ausgeführt werden. So ist es z. B. möglich, die Suggestion zu geben, eine bestimmte Handlung werde ausgeführt, vielleicht erst einige Zeit nach der Hypnose, z. B. das Fenster zu öffnen, die Krawatte zu entfernen o. ä. Auffallend ist, dass solche Befehle, die ganz beiläufig in der Hypnose gegeben werden, fast zwanghaft von den Versuchspersonen ausgeführt werden. Auch ist es z. B. möglich, Zahlen scheinbar aus dem Bewusstsein zu löschen, indem z. B. die Suggestion gegeben wird, die Zahl 8 werde nach dem Erwachen nicht aussprechbar, ausgelöscht sein. Es kann dann sein, dass die Versuchsperson nach der Hypnose ihre Finger unter Auslassen von 8 von 1 bis 11 zählt.

Es wurde beobachtet, dass sich Versuchspersonen solchen Aufträgen, die während der Hypnose gegeben werden, nur schwer widersetzen können. Sie sprechen von einer inneren Unruhe, von einem Zustand der Unfreiheit, der unbewusst anhält, bis der in der Hypnose erteilte Auftrag ausgeführt wurde. Hierbei werden jedoch **ethische Grundsätze** der Versuchsperson nicht überschritten. Der Wille eines Menschen wird also keinesfalls in Hypnose ganz ausgeschaltet.

Schmitz (1951) hat sich mit der Frage der ethisch-moralischen Vorstellungen intensiv auseinandergesetzt und vertritt die Auffassung, dass solche Vorstellungen im Allgemeinen so tief verankert sind, dass sie nicht durch einen hypnotischen Auftrag beseitigt werden können.

Als praktisches Beispiel eines posthypnotischen Auftrages möchte ich von einer Versuchsreihe berichten, bei der Versuchspersonen im hypnotischen Zustand der Auftrag gegeben wurde, sich am nächsten Tag noch einmal beim Versuchsleiter zu melden. Gleichzeitig wurde die Suggestion gegeben, dass dieser Auftrag der Versuchsperson nicht bewusst sei. Am darauffolgenden Tag meldeten sich alle Versuchspersonen, teilweise unter sehr fadenscheinigen Begründungen, sie wollten sich noch einmal melden, um zu berichten, wie gut die Hypnose am Tag zuvor gelungen sei, oder die Versuchsperson sei z. B. zufällig in der Gegend gewesen und habe von daher noch einmal „vorbeischauen" wollen. Keine der Versuchspersonen wusste jedoch davon, warum sie wirklich gekommen war oder hatte eine Erinnerung an den posthypnotischen Auftrag.

Im therapeutischen Bereich werden posthypnotische Aufträge eher selten eingesetzt, zumindest wenn diese in Verbindung mit einer Amnesie bezüglich dieses Auftrages gegeben werden. Ich selbst gebe in meinen therapeutischen Hypnose-Sitzungen den Hinweis, dass der Patient sich an alles, was in der Hypnose-Sitzung geschehen ist, erinnern kann und insofern sind solche posthypnotischen Aufträge mit dieser Anweisung nicht vereinbar. Sinnvoll erscheinen posthypnotische Aufträge aus meiner Sicht lediglich z. B. bei bestimmten phobischen Zuständen, in denen konkret alternative Verhaltensweisen vorgegeben werden können, dies jedoch ohne Vorgabe einer Amnesie.

Eine posthypnotische Amnesie erscheint aus meiner Sicht lediglich dann gerechtfertigt, wenn sehr unangenehme Erinnerungen sinnvollerweise aus dem Bewusstsein gelöscht werden sollen, so z. B. beim Verbandswechsel von Verbrennungspatienten. Hier werden schmerzreduzierende Suggestionen vorgegeben, gleichzeitig aber auch die Erinnerung an den Verbandswechsel zusätzlich amnestisch ausgelöscht, um nicht belastend auf die weitere Behandlung der Wunden einzuwirken.

Sinnvolle posthypnotische Aufträge können sich außerdem ergeben, wenn sich körperliche Beschwerden oder Störungen dadurch therapeutisch angehen lassen, so z. B. nächtliches Einnässen, die Zunahme von Selbstvertrauen in bestimmten Situationen etc. Weitere Hinweise sind im Kapitel „Indikationen zur Hypnosetherapie, Evidenzen“ (Kapitel 14 ab S. 121) zu finden.

Eine differenziertere Auseinandersetzung mit dieser Thematik hat Scholz (2014) in seiner Studie gemacht und spricht dabei von posthypnotischer Aufgabe (2015). Weiteres dazu wird sich als beachtenswert zeigen.

Kapitel 8

Ruhe- und Entspannungshypnose

Nachdem die Hypnosebehandlung durch die Induktionsphase eingeleitet wurde, wird nun nach Ende der Induktionsphase (typischerweise Augenschluss) eine Vertiefung und Stabilisierung der psychovegetativen Funktionen durch Ruhesuggestionen erreicht. Hierbei kommt es typischerweise zu einer gesamten psychovegetativen Umschaltung mit Aktivierung des parasympathikotonen Systems und einer Down-Regulation des Sympathikus. Diese werden vor allem durch Schwere- und Wärmesuggestionen, ähnlich denen des Autogenen Trainings, herbeigeführt. Es kommt in diesem Zustand zunehmend zu einer Verringerung des Muskeltonus der willkürlichen und unwillkürlichen Muskulatur und einem Temperaturanstieg der Haut. Eine Rhythmisierung des Herzschlages und der Atmung treten ein, im psychischen Bereich kommt es zu einer zunehmenden affektiven Distanzierung von Außenreizen und einer vermehrten Hinwendung zu den enterozeptiven Reizverarbeitungssystemen und damit einer gesamten organismischen Umschaltung.

Ruheimaginationen können auch mit Ruhebildern und dem Anknüpfen an bestimmte entspannende Situationen gefördert werden.

Als sehr hilfreich zum Vertiefen dieser Entspannungshypnose haben sich die suggestionsinduzierten Hand- oder Armlevitationsübungen und auch die Katalepsieübungen der Extremitäten, typischerweise nach der Levitation, bewährt. Auch gezieltes Ansprechen von vegetativ gestörten Bereichen (Darm, Morbus Raynaud u. a. m.) verstärken diesen Entspannungszustand.

Nach Erreichen dieser allgemeinen Umschaltung wird in der Regel eine sprechfreie Zeit eingelegt, nachdem diese vorher angekündigt worden ist. Dies fördert insgesamt die Aufnahme des kognitiven und affektiven Erlebens, und die **psychovegetativen Selbstregulationsfähigkeiten** werden positiv beeinflusst.

Unspezifische, länger wirksame Verbalsuggestionen über den Zustand der Hypnose hinaus können hier ebenfalls noch eingefügt werden, um über den Zeitraum des veränderten Bewusstseinszustandes in der Hypnose selbst eine längerfristige Veränderung zu intendieren und zu erzielen.

Die Vorgehensweise der Ruhe- und Entspannungshypnose, wie gerade beschrieben, hat sich bewährt und eindeutig als effektive Vorgehensweise erwiesen, so wie dies in zahlreichen Untersuchungen auch bestätigt wurde. Andere, spezifischere Vorgehensweisen werden ebenfalls häufig angewandt, sind jedoch noch nicht so weit in Studien erforscht, dass sich eindeutige, bessere Ergebnisse als die bei einer Ruhe- und Entspannungshypnose vorliegenden nachweisen ließen. Weitere Untersuchungen sind an dieser Stelle sicherlich notwendig und sinnvoll. Eine gute Zusammenfassung der Forschungsergebnisse wurde von Bongartz veröffentlicht (Bongartz 2002).

Kapitel 9

Therapeutische Möglichkeiten nach Milton Erickson

9.1 Die Hypnosetherapie Ericksons und die Bedeutung des „Unbewussten“

Der amerikanische Psychotherapeut Milton H. Erickson hat auch in Europa eine neue Hypnoserichtung eingeleitet und ihr richtungsweisende Impulse gegeben, die sich vor ihm hier nur langsam entwickelt hatte. Milton Erickson selbst kann man besser verstehen, wenn man seine Biographie etwas beleuchtet. Er hatte selbst als Kind verschiedene Behinderungen, war zweimal an Kinderlähmung erkrankt, hatte eine Schreib- und Leseschwäche, war farbenblind, konnte eigentlich nur hell und dunkel unterscheiden und war für verschiedene Töne fast taub. Er lernte, diese Schwächen zu kompensieren und daraus seine spezifische Stärke zu entwickeln, die er für seine Hypnotherapie benötigte. Später soll er sogar einmal dankbar dafür gewesen sein, dass er so gezwungen wurde, sich mehr als üblich zu bemühen und zu lernen. Er verließ die starren und eher schematischen Vorgehensweisen der klassischen Hypnose und wandelte sie dahingehend ab, dass er durch gute Beobachtung seiner Patienten jeweils deren individuelle Möglichkeit erfasste und mit ihnen eine Kommunikation einging, die sie dann im Sinne seiner eigenen therapeutischen Zielsetzung lenken ließen. Dazu bediente er sich zahlreicher Möglichkeiten, u. a. bestimmter Suggestionen, die er jedoch weniger in direkter Form, sondern häufig sehr permissiv, indirekt einstreuend in sein Reden einfließen ließ. Gleichzeitig versuchte er, aus den eigenen Erfahrungen seiner Behinderung heraus entstanden, die jeweilige Symptomatik zu nutzen (**„utilisieren“**), d. h. den Sinn der Krankheit zu sehen und für die Therapie nutzbar zu machen (Bandler/Grinder 1987).

Von wichtiger Bedeutung für Erickson war auch der Begriff des „Unbewussten“, mit dem er jedoch andere Vorstellungen als Sigmund Freud verband.

Freud sieht im Unbewussten vor allem eine Instanz, in der alles aufgenommen wird, was im Laufe der psychischen Entwicklung aus verschiedenen Gründen verdrängt wurde. Das Unbewusste ist daher für Freud die Gesamtheit aller verdrängten Inhalte und diese Inhalte des Unbewussten sind Repräsentanten der Triebe (U.H. Peters 1984). So ist aus dem Unbewussten heraus das Verdrängte immer wieder außerordentlich wirksam.

Bei Erickson hingegen ist das Unbewusste das riesige Potential an Lernerfahrungen, die im gesamten bisherigen Leben gemacht wurden und aus dem bewussten Wahrnehmen wieder verschwunden sind oder erst gar nicht dort vorhanden waren. Dieser große „Schatz von Erfahrungen“ wurde von ihm als Reservoir angesehen, das es dann in der Hypnose zu nutzen gilt.

Er selbst hatte ja im Rahmen seiner Erkrankung viele lebensnotwendige Dinge ein zweites Mal erlernen müssen und so konnte er diese Erfahrungen in seinen Vorstellungen mit einbringen.

Aus diesen grundlegenden Gedanken baute Erickson seine Hypnotherapie auf, die sehr rasch große Verbreitung gefunden hat. Er selbst entwickelte sie in den 70er Jahren in den USA, und diese wurde ab 1978 nach der Gründung der **Milton-Erickson-Gesellschaft für Klinische Hypnose (MEG)** in Deutschland zunehmend verbreitet und bereichert die „Hypnose-Landschaft" auch im deutschsprachigen Raum.

Die Hypnotherapie nach Milton Erickson zeigt sich auch in einer besonderen **Form der Kommunikation** zwischen Therapeut und Patient. Aufgrund seiner Erfahrung hat Erickson immer wieder darauf bestanden, dass das Unbewusste klüger ist als das Bewusste und dass man sich daher unbedingt darauf verlassen kann, dass es als Instanz wirksam ist, und dass aus diesem Reservoir der früheren Lernerfahrungen geschöpft werden kann. Mayer (1988, zitiert. nach Kraiker) hält es für „eine schöpferische und autonom funktionierende Intelligenz, welche ohne Einflussnahme des Bewusstseins das psychische und physische Wohl des Individuums optimieren kann". Diese Sichtweise des Unbewussten für die menschliche Persönlichkeit wird jedoch von anderen Autoren kritisch betrachtet.

Die Möglichkeiten der Nutzbarmachung des Unbewussten werden nach Erickson auch mit den **„ideomotorischen Signalen"** erweitert. Diese Vorgehensweise wurde ja weiter oben von mir schon beschrieben.

So gestaltet sich die Hypnotherapie nach Erickson sehr mannigfaltig. Die starren Vorgaben der klassischen Hypnose werden weitgehend verlassen zugunsten der verschiedenen Methoden, eine Trance einzuleiten, sie zu vertiefen und dann wieder therapeutisch mit den entsprechenden Zielsetzungen zu nutzen. Diese Vorgehensweise als eigenständige Technik kann in verschiedenen Psychotherapiebereichen genutzt werden und geht über das hinaus, was die Klassische Hypnose als Möglichkeit für sich in Anspruch genommen hat. Diese von Erickson beschriebene Vorgehensweise hat sich auch nachhaltig positiv auf andere psychotherapeutische Verfahren ausgewirkt. Weitergehende Informationen lassen sich hierüber insbesondere bei Revenstorf/Peter, Bongartz/Bongartz und Kaiser-Rekkas finden.

Die Vorteile der Therapie nach Erickson liegen sicher darin, dass sie in sehr flexibler Weise auf die Bedürfnisse des Patienten, auf seine Individualität eingehen kann, dass die Arbeit mit dem Unbewussten für den Patienten neue Möglichkeiten eröffnet, z. B. der Überschreitung von bisherigen Grenzen durch Rückgriff auf die unbewussten Ressourcen. So wird der Patient aktiviert, sich neue Verhaltensweisen anzueignen, zu denen er durch in Gang gesetzte innerseelische Suchprozesse hingeführt wird. Lohmann (1989) hat aber darauf hingewiesen, dass eben hier viele Techniken und Technizismen im Spiel sind, die nur schwer zu beherrschen sind und deshalb dem Therapeuten leicht zum Nachteil gereichen können, im Gegensatz zu der leichter erlernbaren klassischen Methode, die mit einem relativ einfachen Konzept arbeitet und deshalb auch für den Arzt/Psychotherapeuten in der Praxis sehr hilfreich sein wird.

Betrachtet man die neueren Formen der Hypnotherapie, so kommt z. B. die mehr permissive Art des Vorgehens sicher dem heutigen Verständnis einer Arzt/Psychotherapeuten-Patient-Beziehung mehr entgegen. Die indirekten Suggestionen erreichen den Patienten vielleicht eher als direkte Befehle, die möglicherweise auf Widerstände stoßen.

Durch Anwendung von Metaphern, durch Erzählungen wird der Patient angeregt, das für ihn Zutreffende unbewusst aufzunehmen. So wirken auch allgemeine Aussagen suggestiv, können unbewusst aufgenommen und entsprechend verarbeitet werden.

9.2 Beispiel für die „neue Hypnose“ nach Erickson

Mit folgendem Beispiel soll ein Hypnoseverfahren vorgestellt werden, bei dem sowohl Elemente der klassischen, direkten Vorgehensweise als auch solche der Hypnotherapie nach Erickson, d. h. indirekte Äußerungen suggestiver Art, miteinander kombiniert werden. Diese Methode ist heute die verbreitetste und wird deshalb auch als „neue Hypnose“ bezeichnet.

„Wenn Sie sich jetzt hinlegen, so können Sie sich ruhig Zeit lassen, in diesen entspannten Ruhezustand zu gelangen. Diese Zeit ist bei den Menschen ganz verschieden.[3] Die meisten empfinden es aber

[3] Vager Zeitbegriff, der Versuchsperson offenlassen.

als sehr angenehm, gar nichts tun zu müssen.[4] Vielleicht schauen Sie nun einmal ganz ruhig auf diesen Stift, nur um sich etwas zu sammeln. Gar nichts wollen, nichts erwarten, nichts denken, nur ruhig liegen und dösen.[5] Aber ich kann mir denken, dass es Ihnen schwerfällt, fortwährend dorthin zu starren. Dennoch sollten Sie es versuchen, vielleicht gehen Ihre Gedanken aber auch immer ein wenig weg. Es kann aber sehr interessant sein, einmal auf alles zu achten, was Sie nun in Ihrem Körper spüren,[6] ich weiß nicht, ob Sie schon merken, wie das Herz allmählich ruhiger schlägt, vielleicht so ruhig wie das Pendel jener großer Standuhren, bei dem es in jeder Sekunde zu einem Schlag kommt.[7] Man kann sich Zeit lassen, und es durchaus genießen,[8] so ganz ruhig zu liegen. Und Sie spüren, wie die Arme auf der Unterlage liegen, spüren die Decke, auf der die Hände ruhen, so vertieft sich diese Ruhe mehr und mehr.[9] Und Sie empfinden, wie angenehm der Kopf in den Kissen ruht, wie der ganze Körper so ausgestreckt daliegt,[10] das macht immer ruhiger und ruhiger. Und inzwischen sehen Sie weiter auf den Stift, der allmählich unscharf wird, und wenn Sie sich satt gesehen haben, werden die Augen müde, man sieht jetzt schon, wie die Lidspalten etwas enger werden, ein Zeichen einer gewissen Ermüdung.[11] Es ist nun das Natürlichste, die Augen zu schließen, wenn Sie müde sind, aber Sie können die Augen auch noch weiter offen halten, weiter auf die Dinge achten, die sie so spüren können. Und Sie hören meine Stimme ruhig zu Ihnen sprechen, spüren die angenehme Geborgenheit unter der Decke, so breitet sich

[4] Indirekte Aufforderung

[5] „Nichts tun, nichts denken, nichts wollen“; Ermunterung, sich passiv zu verhalten.

[6] Anregung, sich körperlichen Vorgängen hinzugeben. Hinwendung zur „Innenschau“.

[7] Indirekte Suggestion mit der Implikation, das Herz werde ruhiger schlagen (Riebensahm 1986)

[8] Suggestion der Möglichkeit, etwas zu genießen.

[9] Sogenanntes Pacing und Leading, d. h. Tatsachen sagen, die vorhanden sind und sie in Verbindung setzen zu dem Ziel, das angestrebt wird.

[10] Herbeiführen der körperlichen Entspannung.

[11] Ermüdung, Absenken des Bewußtseinszustandes.

allmählich die Ruhe weiter aus. Dabei brauchen Sie gar nichts zu erwarten, gar nichts zu wollen, die Gedanken können ganz einfach ziehen, nicht festhalten. Sie spüren aber den Druck der Arme auf der Unterlage, so entsteht allmählich ein Schweregefühl, eine Schwere, die Sie vielleicht kennen, die man so empfinden kann, wenn man sich nach einer körperlichen Anstrengung auf eine Liege hinlegt und dann zur Ruhe kommt. Dann ist es richtig schön, sich behaglich auszustrecken, da will man gar nicht mehr etwas tun, sich nicht mehr bewegen. Die Ruhe wird dann immer tiefer und tiefer, man kann sich so immer mehr sinken lassen. Immer mehr und mehr. So ist es jetzt gut. Ich weiß nicht, ob Sie jetzt oder später auch eine Wärme empfinden.[12] Eine von innen kommende Wärme. Die Blutgefäße erweitern sich in diesem ruhigen Zustand, es ist so schön, diese Wärme zu spüren. Sie kennen ein solches angenehmes Wärmegefühl, so als ob ein warmer Sonnenstrahl an einem milden Frühlingstag oder Herbsttag auf der Haut spielt.[13] Wie sehr fühlen sich die Menschen dabei entspannt. Oder Sie denken daran, wie man sich wohlfühlen kann in einem warmen Bad. Man ist dabei ganz gelöst, die meisten Menschen werden fröhlich, sie sind innerlich ganz frei.[14] Und es ist interessant, die Atmung zu spüren, das Einatmen und Ausatmen, dieses dauernde Auf und Ab, das Heben und Senken, ein sehr schönes wiegendes Gefühl kann dabei aufkommen.[15] Dabei können die Gedanken den Raum verlassen, weggehen, in eine andere Zeit, an einen anderen Ort. Angenehme Erinnerungen tauchen dabei auf, es ist so, als ob man träume.[16] Vielleicht können die Gedanken hinausgehen an einen Urlaubstag am Meer. Man beobachtet das Spiel der Wellen, die kommen und gehen, etwa so wie die Atmung.[17] Auch hier

[12] Implikation: „Sie werden eine Wärme empfinden.“ Vage Zeitangabe.

[13] Hinweis auf erlernte ideosensorische Erscheinungen.

[14] Allgemeinplätze, indirekt: „Auch Sie werden fröhlich.“ Hinweis auf „frei“, z. B. bei unsicheren, ängstlichen Menschen.

[15] Weckung des Interesses, Hinweis auf die körperlichen Vorgänge.

[16] Metapher des angenehmen Liegens.

[17] Aufforderung zur Imagination und Dissoziation.

kommt die Luft heran und geht wieder weg. Das Wasser läuft ganz langsam auf den Sand auf, als wollte es den Sand streicheln. Es ist ein ewiger Rhythmus. Dabei kann man hören,[18] wie das Wasser rauscht, ein ganz gleichbleibender Ton, der diese Ruhe nur noch vertieft. Und der Blick geht weit über die Oberfläche hin, ganz weit, frei, grenzenlos weit.[19] Dabei glitzert das Wasser von der auffallenden Sonne, es verändert sich ständig in den Farben. Auch die Wolken am Himmel verändern sich, ballen sich, fließen auseinander, lösen sich wieder auf.[20] Alles geschieht ganz von selbst. Und Sie spüren, wie der Wind das Gesicht kühlt, die Haare ganz leicht bewegt. Man kann den Geruch wahrnehmen, das alles vertieft die Ruhe immer mehr und mehr.[21] Und es ist interessant, zu erleben, wie Sie einerseits wissen, dass Sie hier liegen und meine Stimme hören und andererseits mit den Gedanken immer wieder an das Meer zurückgehen können. Ein Schiff mit großen Segeln gleitet vorbei, wird immer kleiner, verliert sich allmählich.[22]. Und es ist interessant, den Vögeln zuzuschauen, wie Sie sich ganz leicht aufwärts treiben lassen, ganz leicht und frei, dann plötzlich hinabgleiten. Sie verlassen sich auf eine Kraft, die Sie nicht kennen, auf die Sie sich aber ganz sicher verlassen können.[23] Wie schön ist es, so zu träumen, ganz sicher zu sein, hier zu liegen und mit

[18] Ansprechen verschiedener Sinnesqualitäten zur Vertiefung des dissoziativen Prozesses, je nach Wahrnehmungsorganisation des Patienten (s. auch Kapitel 5.1 S. 45).

[19] Erneute Suggestion des Freiwerdens.

[20] Metapher der Veränderungen, indirekte Suggestion: „Es wird sich etwas verändern“.

[21] Erneute Dissoziation.

[22] Metapher des Verlierens, des Nachlassens, z. B. von verschiedenen Symptomen, auch von Schmerzen.

[23] Indirekte Suggestion der Sicherheit. Hierzu noch andere Metaphern: Sicherheit und Verlässlichkeit der Sonnenbahn, die Sonne, die untergeht, aber doch da ist und wieder aufgeht (Revenstorf 1990). Verlässlichkeit von Ebbe und Flut. Verlässlich aber auch auf das Unbewusste, das alles Gelernte und Erfahrene gespeichert hat, von den automatischen Steuerungen ausgehen, z. B. beim Autofahren. Hinweis auf die Steuerungsfunktionen des Organismus, z. B. auch das Autonome der Atmung, auf die man sich verlassen kann. Sicherheit lässt sich auch gut suggerieren durch Erwecken von Erinnerungen an Tatsachen, die gut gemeistert wurden, z. B. Radfahren als Jugendlicher, sonstige schwierige Abläufe, die Freude machen, z. B. Skifahren mit der

den Gedanken zu pendeln; während das möglich ist, wird die entspannte Ruhe immer tiefer.[24] Allmählich können Sie nun wieder ganz zurückkehren in das Hier und Jetzt. Ich weiß nicht, in welcher Zeit Sie nun wieder zurückkehren wollen, lassen Sie sich ruhig viel Zeit, vielleicht zählen Sie aber einmal von 10 langsam zurück bis 0,[25] und bei jeder Zahl nimmt die Wachheit wieder etwas mehr zu, bis Sie ganz wieder im Hier und Jetzt sind in dem Gefühl, etwas gut gemacht zu haben,[26] vielleicht beginnen Sie jetzt zu zählen."

Auch die Art und Weise, die Hypnose so oder ähnlich zu beenden, hat sich offenbar bewährt. Dem Anfänger sei aber geraten, zu seiner eigenen Sicherheit mit klarer Desuggestion zu arbeiten.

An diesem Beispiel einer Hypnosedurchführung lassen sich auch verschiedene Elemente der Methode Ericksons demonstrieren. Man vergleiche dazu die Erläuterungen in den Fußnoten.

Sicherheit der Beherrschung. Solche Möglichkeiten sind vorher im Gespräch mit dem Patienten zu erörtern.

[24] Verbindung des Eintritts von Ruhe mit dem imaginierten Zustand.

[25] Rücknahme der Versuchsperson überlassend oder auch direkt, wie an anderer Stelle beschrieben, eventuell in sechs Zeiten.

[26] Indirekte Suggestion, dass es insgesamt gut war.

Kapitel 10

Zur Physiologie der Hypnose

Grundsätzlich gibt es bisher keine sicheren Zeichen, die spezifisch nur in einem hypnotischen Zustand auftreten und an denen dann erkannt werden kann, dass ein solcher Zustand eingetreten ist. Doch gibt es verschiedene Hinweise, die für das Erreichen eines solchen hypnotischen Zustandes sprechen.

Bei einer **Ruhe- oder Entspannungshypnose** ist die Umschaltung von einem sympathikusbetonten Wachzustand in einen eher parasympathikobetonten Entspannungszustand auszugehen. Damit verbunden ergeben sich Veränderungen im kardiovaskulären System, der Thermoregulation/Hautreaktion sowie der Speichelsekretion.

Die Atmung wird insgesamt flacher und langsamer. Der Herzschlag verlangsamt sich ebenfalls, außerdem zeigt sich eine Erschlaffung der quergestreiften Muskulatur.

Die Speichelsekretion wird (parasympathikusgesteuert) angeregt. Dies zeigt sich ebenfalls in der Produktion von Magensaft.

Der Grundumsatz des Körpers wird in der **Ruhehypnose** leicht gesenkt. Der Blutdruck sinkt etwas bei normotonen Werten. Bei einer arteriellen Hypertonie tritt eine stärkere Senkung des Blutdrucks ein. Die peripheren Gefäße erweitern sich. Ein Wärmegefühl tritt ein und eine Verbesserung der peripheren Durchblutung zeigt sich.

Darüber hinausgehend zeigen sich spezifische Veränderungen je nach Inhalt der Suggestion, die in der Hypnose gegeben wird. So ist z. B. eine Gefäßerweiterung bestimmter Extremitäten nur dann vorhanden, wenn diese konkret angegeben werden (z. B. Unterschiede zwischen rechtem/linkem Arm oder rechtem/linkem Bein, die sonst physiologisch nicht zu erwarten wären). Diese Dinge sind vor allem bei spezifischen Suggestionen, so z. B. bei Operationen, sinnvoll und können den Blutverlust deutlich verringern. So wandte Langen bei einer eigenen Endoprothesenoperation spezifische Suggestionen an, die den Blutverlust verringern sollten und die dann von den Operateuren eindeutig bestätigt wurden (persönliche Übermittlung an den Autor). Auch bei zahnärztlichen Eingriffen werden solche spezifischen blutstillungsfördernden Suggestionen benutzt.

Am Herzen zeigt sich bei einer Ruhehypnose eine deutliche Verlangsamung der Frequenz und Veränderung der T-Zacke als Zeichen der Erholung (Langen 1965).

Bei Hypnosebehandlungen, die mit Aktivität verbunden sind (Schwimmen, Bergsteigen etc.), wird regelmäßig eine Beschleunigung des Herzschlages festgestellt.

Also ist die suggestive Vorgabe in der Hypnose entscheidend für die physiologische Reaktion.

Wie sehr insgesamt das Vegetativum beeinflusst wird, zeigen Beobachtungen von Heyer (1942), der bei Magensaftuntersuchungen auf die Suggestion von Fleischgenuss eine andere Zusammensetzung des Magensaftes gefunden hat als bei der Vorstellung von Brot.

Überhaupt sind die suggestiven Imaginationen offenbar für viele andere Erscheinungen von Bedeutung. So konnte Bongartz (1990) insgesamt eine Verminderung des Kortisongehaltes im Blut feststellen. Kortison ist ein sogenanntes Stresshormon. Er beobachtete auch eine scheinbare Abnahme der Leukozyten im Blut, während Hall das Gegenteil gesehen hatte. Allerdings hatte er Imaginationen des Kampfes dieser Zellen mit eingedrungenen Erregern einstellen lassen, während Bongartz Suggestionen eines ruhigen Spazierganges am Meer gegeben hatte. Wahrscheinlich kommt es bei einem in Ruhe verminderten

Adrenalinspiegel zu einer Anreicherung von Leukozyten am Endothel der Blutgefäße. Die Gesamtzahl bleibt also gleich, während sich das Verhältnis von Zellen am Endothel zu den Zellen im zirkulierenden Blut verändert.

Neuere Forschungen beschäftigen sich aufgrund moderner Untersuchungsmöglichkeiten mit der Frage der Hirndurchblutung und auch mit dem Problem, ob es sich nun bei der Hypnose um eine besondere Tätigkeit vor allem einer Hirnhälfte handelt. HALAMA (1991) konnte feststellen, dass die globale Hirndurchblutung signifikant erhöht ist, besonders werden aber die frontalen Gehirnbezirke besser durchblutet. Er spricht von einer „Frontalisation" rechts mehr als links und hochfrontal mehr als tiefer frontal, sieht vor allem in bestimmten Arealen eine Mehrperfusion, in anderen Arealen eine Minderperfusion. Diese ermittelten Befunde stimmen überein mit den ablaufenden psychophysiologischen Veränderungen bei Hypnose, wie HALAMA betont. Ähnliche Ergebnisse bei Perfusionsmessungen hat auch DIEHL (1990) erzielt. Diese Veränderungen sind im EEG nicht so deutlich, es kommt aber im Wesentlichen auch hier zu einer Aktivierung und Verdichtung des Alpharhythmus. Typische Wellen, wie sie im Schlaf beobachtet werden, sind in Hypnose nicht zu sehen.

Es zeigte sich bei einer Untersuchung, dass die Zunahme von Alpha-Wellen durch Hypnose deutlich erhöht wird (LONDON, COOPER und ENGSTRÖM 1974).

Weitere neuere Untersuchungen ergeben sich vor allem durch die Positronen-Emmissionstomographien, in denen Aktivitätsmessungen des Gehirns spezifischer gemacht werden können, als dies mit den bisherigen EEG-Untersuchungen möglich ist.

Weitere Untersuchungsergebnisse werden in einschlägigen Lehrbüchern (KOSSAK und auch REVENSTORF/BURKHARD) beschrieben.

Kapitel 11

Zur Psychologie der Hypnose

11.1 Therapeut-Patient-Beziehung

Wie schon seit der ersten Schule von Nancy anerkannt war, ist Hypnose nur dann möglich, wenn Fremdsuggestion auf dem Weg einer Eigensuggestion wirkt. Dies ist eine unabdingbare Voraussetzung dafür, dass eine gewünschte Veränderung eintritt (LANGEN 1965). Daher ist es auch letztendlich nicht möglich, dass jemand gegen seinen Willen hypnotisiert wird, wenn nicht zumindest ein Teil von ihm ein inneres Ja dazu gefunden hat. Dies gilt bei therapeutischen Hypnosen ebenso wie bei Schauhypnosen, wobei es hier im Geschick des Hypnotiseurs liegt, innerlich einwilligende Probanden zu finden. Da der Wille (die Einwilligung) des Patienten für eine therapeutische Hypnose Voraussetzung ist, ist es auch wichtig, im therapeutischen Setting diesen Willen zu betonen und einzusetzen, um in den gewünschten Zustand der Entspannung und der Bewusstseinsveränderung zu kommen. So heißt es auch in einer Kassette mit Suggestionen (denen ich ansonsten eher kritisch gegenüberstehe): „Ich habe aber einen starken Willen." „Dann wird Ihnen das, was Sie erleben oder haben wollen wahrscheinlich sehr gut gelingen" (SCHAETZING 1982). Wesentlich ist auch die willentliche Bereitschaft des Patienten, sich in eine kreative, veränderungsbereite Situation einzulassen, wobei dies von manchen Patienten eher als Passivität erlebt wird, es letztendlich jedoch ein durchaus aktiver, sich öffnender Zustand ist. Die emotionale Bindung an den Therapeuten ist hierbei sehr wichtig, dabei ist die „affektive Resonanz“ von größter Bedeutung – und diese sollte daher schon bereits im Erstgespräch aufgebaut werden. STOKVIS (1960), der sich besonders mit der psychologischen Seite der Hypnose beschäftigt hat, spricht davon, dass „die gefühlsmäßige Beziehung zwischen Hypnotisiertem und Hypnotisator im hypnotischen Geschehen Hauptsache ist“. Durch die mehrfache Anwendung einer Hypnose wird die Therapeut-Patient-Beziehung deutlich intensiviert, und die Compliance damit gefördert.

11.2 Übertragung und Gegenübertragung

Wie in jeder Therapeut-Patient-Beziehung spielt auch in der Hypnose die Übertragungs-/Gegenübertragungsreaktion eine wichtige Rolle und muss beachtet werden. Dabei wird durch die hypnotische Induktion eine starke Übertragungsreaktion eher noch gefördert, wobei die hypnotische Übertragung vermutlich väterlich-autoritäre *und* mütterlich-fürsorgliche Projektionen beinhaltet (REVENSTORF/PETER 2000). Da in der Hypnose durch das gesamte Setting schnell eine Tendenz zu tiefer Regression entsteht, bedarf dies dann besonderer Beachtung. Solche regressive Tendenzen können dann insgesamt durch Hypnose im Liegen, z. B. auch Lagerung auf dem Bett, zuvorkommendes Bemühen des Therapeuten, gut für diese Lagerung zu sorgen („Kann ich noch etwas für Sie tun? Ich decke Sie ein wenig zu.“) gefördert oder aber mehr die Eigenverantwortlichkeit und Eigenständigkeit des Patienten betont werden (Hypnose im Sitzen, Betonung des **Gegenüber**).

Im Falle einer eher regressionsfördernden „passiven“ Einstellung des Patienten ist dieser natürlich besonders bereit, sich führen zu lassen und auf die therapeutischen Suggestionen einzugehen. Dabei zeigt sich deutlich, dass der Patient in der Hypnose sich so verhält, wie er glaubt, sich verhalten zu sollen. Dies ist mehrfach in der Literatur so beschrieben (LANGEN 1965). Der Patient neigt dabei dazu, sich mit dem Arzt/Therapeuten zu identifizieren und dies führt zur Stärkung des eigenen narzisstischen Selbstgefühls. FREUD sprach hier davon, dass der „Hypnotisator an die Stelle des Ich-Ideals“ trete und dem Kranken durch Partizipation an seiner phantasierten Allmacht narzisstische Befriedigung gewähre. FREUDS Ansicht dabei, dass die hypnotische Übertragung generell erotisch sei, halte ich für zu einengend und einseitig.

Im Gegensatz zu der beschriebenen projektiven Identifikation in der Hypnose tritt im Autogenen Training oder in der Selbsthypnose der Zustand einer „Verschmelzung mit einem noch undifferenzierten, nicht personifizierten allmächtigen“ Objekt ein (ROSSMANITH und BARTL 1991). STOKVIS (1960) sagt dazu: „Wie das Kind seinen Eltern, so traut der Patient seinem Hypnotisator eine magische Potenz zu und gewinnt selbst mit Hilfe der Identifikation Anteil an dieser magischen Macht.“

Die durch diese intensive **Übertragungsbeziehung** ausgelöste **Gegenübertragung** des Therapeuten muss sorgfältig beachtet werden, gerade auch dann, wenn negative Übertragungsreaktionen in Form von Angst oder z. B. masochistischer Unterwerfung oder passiv-aggressivem Widerstand vorhanden sind, damit der Therapeut sich in seiner Reaktion von diesen negativen Übertragungen befreit und als gute Elternfigur fördernd wirken kann. Auch kann es bei manchen Störungsbildern sehr sinnvoll sein, baldmöglichst autosuggestive Übungen (Autogenes Training, Selbsthypnose) zu fördern, um Impulse zur Verselbständigung zu wecken und zu stärken.

Die autoritäre Haltung älterer Therapeuten mit dem Gefühl mystischer Überlegenheit dem Patienten gegenüber ist zugunsten der „Wir-Bildung“ zurückgedrängt. „Das A und O aller Hypnose“ kann nicht in dem Gefühl liegen: „Ich will Dein Herr sein“, bzw. (kompensatorisch erlebt) „und ich Dein Werkzeug“, wie HEYER 1942 meinte. Es geht keineswegs um die „sieghafte Macht“, so vermeiden wir auch alles, was für den Patienten mystisch sein könnte. Wichtig ist es eben, dass die Partnerschaft entsteht, wobei der Arzt/Therapeut seine Technik, seinen Wissensstand einbringt, der Patient seine Bereitschaft, sich in den ruhigen Zustand hineinsinken zu lassen. Nur in dieser Zusammenarbeit wird etwas gelingen können.

Eine bemerkenswerte Beobachtung von Gegenübertragungen finden wir wiederum bei HEYER (1942), der Hypnoseübungen „an geeigneten und vordressierten Mädchen“ abhielt. „Eines dieser versank, wenn man es richtig zu behandeln verstand, in sehr tiefen Schlaf. Ich habe diesen Zustand als Hypnose bis zur Trance beschrieben. Als diese Versuchsperson einmal so dalag und ich mir überlegte, was ich nun experimentieren solle, fiel mein Blick unwillkürlich auf ihren schönen Körper, der sich unter dem leichten Sommerkleid abzeichnete. Ich war etwas müde, und in einer – hier offen einzugestehenden – Regung fuhr mir durch den Sinn, dass es doch eigentlich viel erfreulicher sei, dies schöne Mädchen einmal auf einen Ausflug mitzunehmen, als hier nur mit ihr zu experimentieren. Während dieser – nur halb bewußten – ‚Gedanken‘ wurde mein Medium unruhig, zeigte Erregungen und machte (ganz im Gegensatz zu sonst) Bewegungen; diese erinnerten an einen hysterischen Anfall oder einen erotischen Traum. Ein Anwesender fragte erstaunt, was denn los sei. Dadurch fing ich mich. Und kaum war ich wieder bei der Sache, wurde die Versuchsperson wieder ganz ruhig. Experimenti causa überließ ich mich noch zweimal ganz bewußt einer erotischen Phantasie: Und beide Male reagierte die Person wie beschrieben“ und Heyer fährt fort, wobei ihm sicherlich voll zuzustimmen ist: „Diese Beobachtung ist nicht nur für das Thema Bindung wichtig: sie stellt auch einen Beitrag dafür dar, wie wichtig die sachgemäße Unterrichtung des Arztes ist, wie subtil das Kapitel ärztliche Ethik genommen werden will.“

Solche Erfahrungen wurden und werden immer wieder in therapeutischen Situationen gemacht und sprechen dafür, dass es in der therapeutischen Hypnose zu einer vertieften Empathie und einer intensiveren Verarbeitung auch nonverbaler Hinweisreize kommt, die vom Therapeuten, der selbst in der Hypnose ebenfalls einen Trancezustand erreichen kann, mit größerer Sensibilität aufgenommen wird. Dieses Phänomen kann als ein Kennzeichen des hypnotischen Rapports gesehen werden.

11.3 Dissoziation

Durch die suggestiv vorgebrachten Aufforderungen des Therapeuten wird das Bewusstsein in der Hypnose eingeengt und abgesenkt. Es findet eine deutliche Fixierung auf die Stimme und die Inhalte der Worte des Therapeuten statt. Dies wiederum erhöht die Suggestibilität.

Bei der Ruhe-Hypnose erfolgt nun eine Suggestion von Ruhe, Schläfrigkeit, Schlafen-Wollen oder Bewusstseinssenkung, dennoch ist sich der Hypnotisierte seiner Haltung völlig bewusst. Er verliert nie die Einsicht in die tatsächliche Situation. Bewusst gefördert wird hier nun die erstmals von Forel beschriebene psychische Dissoziation. In dem therapeutischen Trancezustand (**Hypnoid**) können bestimmte Szenen intensiv vorgestellt und erlebt werden, dies mit allen Sinnesqualitäten, und es kann zum Wechseln zwischen verschiedenen Szenen – so z. B. stabilisierenden Ressourcen und Erfahrungen einerseits und kritischen Situationen von Auseinandersetzung und Abgrenzung andererseits – kommen, die dann dazu führen, dass die positiven Erfahrungen aus den *Ressourcen-Situationen* **Ich-stärkend und positiv verändernd** auf die kritischen, schwierigen Situationen einwirken und den Kompetenzraum des Patienten positiv verändern. Diese Vorgehensweise entspricht weitgehend der in anderen psychotherapeutischen Verfahren bekannten **therapeutischen Ich-Spaltung**.

Erstaunlich ist es – das geht aus Protokollen hervor –, dass der Hypnotisierte auch immer wieder das Gefühl haben kann, Theater zu spielen, dennoch macht er sozusagen das Spiel mit (Langen 1965). Der Patient erlebt also immer wieder seine potentielle Möglichkeit, aus dem Ablauf des therapeutischen Prozesses herauszutreten, aber offenbar fehlt ihm der Impuls, eine solche Änderung herbeizuführen. Dementsprechend hört man oft die Äußerung von Hypnotisierten bei Demonstrationen hypnotischer Phänomene: „Ich hätte das auch unterlassen können, aber ich wollte nicht." Es kommt daher dann doch zur Ausführung des hypnotischen Auftrages. Hier ist es wichtig, darauf zu achten, dass die Vorgaben der Suggestion in der Hypnose nicht gegen die Vorstellungen der Patienten laufen, auch wenn das grundsätzliche Überschreiten ethischmoralischer Grenzen des Patienten in der therapeutischen Hypnose nicht stattfinden kann.

11.4 Schichtenbildung und Hypnosestadien

KRETSCHMER und SCHULTZ haben beim hypnotischen Prozess die subjektiven Erscheinungen beschrieben, die im „Gesichtsfeld" (also der optischen Sinnessphäre der Versuchsperson) vorkommen. SCHULTZ (1968) spricht dabei von drei Schichten „im hypnotischen Selbstbeobachten". Es treten erst „ungeformte Farben und Hell-Dunkel-Materialien, Flecken, Schleier, Linien, Halbschatten, Gitter, Ringe auf". Man hat diese Erscheinungen als ein amorphes Stadium von einem weiteren unterschieden, das von SCHULTZ als „visualisiertes Denken" bezeichnet worden ist, bei dem es nun zum Auftreten von Bildern kommt, die streifenförmig, filmartig ablaufen, von KRETSCHMER auch **„Bildstreifendenken"** genannt. Dazu sagt er: „Das Erleben ist wie im Traum, passiv; man behält das Gefühl des Beschauers." Schließlich spricht SCHULTZ von einer dritten Schicht mit eigentlichen Fremderlebnissen; sie kann erreicht werden, ohne dass Amnesie beim Erwachen eintritt.

Vornehmlich von älteren Autoren, z. B. von CHARCOT und FOREL wurden Stadien der Hypnosetiefe beschrieben und unterschieden. So wurden 3 Stadien unterschieden:

a) oberflächliches Stadium,
b) das mittlere Stadium und
c) der Somnambulismus (Schlafwandeln).

Als Voraussetzung für posthypnotische Aufträge wurde das mittlere Stadium angesehen.

Heute spricht man eigentlich nur noch von einer oberflächlichen und einer tiefen Hypnose. Dabei ist es wichtig festzustellen, dass auch in einer oberflächlichen Hypnose, wie sie wohl im Allgemeinen in der Praxis herbeizuführen ist, gute therapeutische Ergebnisse zu erzielen sind.

Posthypnotische Amnesien sprechen immer für das Erreichen eines tieferen hypnotischen Zustandes.

11.5 Bedeutung der Kommunikation

Die verschiedenen Autoren haben immer wieder auf die außerordentliche Bedeutung der menschlichen Kommunikation hingewiesen, unter ihnen auch Erickson und seine Schüler, neuerdings wieder ganz besonders die „Paolo Alto Gruppe". Wallnöfer hält die Kommunikation für „das wichtigste Mittel, dem Leben einen Sinn zu geben".

Schon Straus (zit. nach Stokvis und Wiesenhütter 1963) hat früher darauf hingewiesen, dass man z. B. Suggestion ganz in den Blickpunkt des Gemeinschafts- bzw. Wir-Erlebens stellen müsse. „Die Grundtatsache des menschlichen Wir ist die Voraussetzung, dass so etwas wie Suggestion vorkommt." So ist er der Meinung, dass man überhaupt besser statt von einer „Suggestion" von einer „affektiven Resonanz" sprechen solle.

Das Kommunizieren des Arztes/Therapeuten mit dem Patienten unterliegt, wie jede Kommunikation, bestimmten Gesetzmäßigkeiten. So sind zwei Aspekte zu sehen: Es geht immer um die Vermittlung eines Inhaltes, andererseits handelt es sich um einen Beziehungsaspekt, der damit verbunden ist. So entsteht innerhalb der Kommunikation eine Zweierbeziehung, um es auch mit einem anderen Wort zu sagen, ein System, in dem der eine vom anderen abhängt, in dem der eine auf den anderen wirkt. Zur Demonstration dieser Situation schreibt Wallnöfer (1989): „Wenn der Arzt dem Patienten die Wirkungsweise des Medikamentes erklärt, so ist das Information und wird erst zur Kommunikation, wenn der Patient spürt, dass der Arzt interessiert daran ist, dass ein Mensch, der sich ihm anvertraut, durch diesen Stoff geheilt wird. Nicht nur der Patient ist auf den Arzt angewiesen, auch der Arzt lebt seelisch davon, dass der Patient mit ihm kommuniziert."

So ist es verständlich, wenn Grinder und Bandler (1987) sagen, Hypnose sei ganz einfach Kommunikation. Und sie gaben ihrem Buch „Therapie in Trance" den Untertitel „Hypnose, Kommunikation mit dem Unbewussten". Diesen Dialog mit dem Unbewussten wird therapeutisch in der „neuen Hypnose" intensiv genutzt, dieses dyadische System ist grundlegend für den hypnotischen Prozess.

11.6 Selbstbeobachtung von E. Bleuler

Es gibt viele Selbstbeobachtungen von Erlebnissen in der Hypnose, die vor allem das entspannte Lösen beschreiben, das Sinken und das Gefühl, dass etwas ohne den eigenen Willen nunmehr geschehen kann. Vor mehr als 100 Jahren beschrieb E. Bleuler (1889) meisterlich seine eigenen Erlebnisse in Hypnose. Diese Schilderung hat keineswegs an Bedeutung verloren. Sie findet sich schon bei Forel in seinem Buch über den Hypnotismus. J. H. Schultz hat sie zum besseren Verständnis der Vorgänge beim Autogenen Training in sein Buch aufgenommen; sie sind so eindrucksvoll und zeigen so viel über die Psychologie der Hypnose, dass sie auch hier folgen sollen:

> „Nachdem ich früher schon oft vergeblich versucht hatte, mich nach anderen Methoden hypnotisieren zu lassen (auch von Hansen), gelang es meinem Freunde, Herrn Prof. Dr. von Speyr, mich nach der Liebeault'schen Methode (verbale Suggestion und Fixation) in hypnotischen Schlaf zu versetzen. Um der Vorstellung des Schlafes zu Hülfe zu kommen, hatte ich mich – es war schon ziemlich spät am Abend – zu Bett gelegt. Ich selber hatte den guten Willen, hypnotisirt zu werden, suchte mich aber in der Hypnose selbst den meisten Suggestionen zu entziehen, um die Gewalt dieser letzteren und ihre Einwirkung kennen zu lernen. Da die angestrengte Fixation auf mich keinen einschläfernden Einfluss ausübt, und die rein verbale Suggestion auf Personen, die selber hypnotisiren, geringe Wirkung zu haben scheint, benutzte ich noch folgenden Kniff: Ich hatte schon vor Jahren an mir Experimente über die Bedeutung der peripheren Netzhautbilder, der Accomodation u. s. w. für die Apperception der Gesichtsbilder gemacht und dabei gefunden, dass bei gewissem, ungenauerem Fixiren ein definirbarer, aber wechselnder Theil des Gesichtsfeldes vollständig ausfiel, z. B. wenn ich ein eingerahmtes Bild ansah, die eine Seite des Rahmens. Dieser Ausfall bewirkt

genau die gleichen subjektiven Erscheinungen wie der zum Bewußtsein gebrachte blinde Fleck. Ich fixirte nun die Augen des Hypnotiseurs in dieser mir geläufigen Weise; die eintretenden Gesichtsfeldefecte erhielten nun wohl in Folge der gleichzeitigen verbalen Suggestion viel rascher eine grosse Ausdehnung, als ich es je beobachtet hatte; bald verschleierten sich auch die noch appercipirten Gegenstände, dann fühlte ich leichtes Brennen und darauf etwas stärkeres Feuchtwerden der Augen; schliesslich sah ich nur noch etwas Licht und Schatten, aber keine Grenzen der Gegenstände mehr. Zu meiner Verwunderung ermüdete mich dieser Zustand nicht, meine Augen blieben ohne Anstrengung und ohne mehr zu blinzeln, ruhig und weit offen, ein behagliches Wärmegefühl zog vom Kopfe über den Körper bis in die Beine hinunter. Erst nach einigen dahin zielenden Suggestionen (...die Augen werden von selbst zufallen) bekam ich das Bedürfnis, die Augen zu schliessen (während ich bis dahin das Gefühl hatte, ich könnte sie bloss mit Anstrengung zumachen) und schloss sie anscheinend activ wie beim raschen Einschlafen bei gewöhnlicher Ermüdung. Die Hypnotisirung hatte etwa eine Minute gedauert.

Mein Zustand war nun der einer angenehmen behaglichen Ruhe; es fiel mir auf, dass ich gar kein Bedürfnis mehr hatte, meine Lage zu ändern, die mir unter anderen Umständen auf die Dauer nicht ganz bequem gewesen wäre. Psychisch war ich vollständig klar, mich beobachtend; mein Hypnotiseur konnte alles Objective, das ich nachher erzählte, bestätigen. Durch die folgenden Suggestionen wurde mein bewusster Gedankeninhalt nicht anders als im Wachen beeinflusst; dennoch realisirten sich dieselben zum größten Theil. Ich richtete meine Aufmerksamkeit gar nicht auf den Hypnotiseur, sondern allein auf mich.

Mein Freund stellte mir den einen Vorderarm senkrecht in die Höhe und sagte mir, ich könne diesen nicht ablegen. Ich versuchte es unmittelbar nachher mit Erfolg, wurde aber an der completen Ausführung durch leichtes Halten an der Hand und erneuerte Suggestion verhindert. Nun fühlte ich meinen Bizeps ganz gegen meinen Willen sich contrahiren, wenn ich den Arm vermittelst der Strecker nach unten bewegen wollte; einmal, als ich stärkere Anstrengungen machte, meinen Willen durchzusetzen, wurde diese Contraction der Beuger so energisch, dass der Unterarm, statt, wie von mir beabsichtigt war, nach aussen zu fallen, sich auf den Oberarm zurückbewegte.

Nun sagte mir mein Freund, die rechte Hand sei anästhetisch. Ich dachte mir, da mache er einen Fehler, denn es sei noch zu früh zu einer solchen Suggestion, und als er behauptete, mich auf den Handrücken zu stechen, glaubte ich, er täusche mich, um mich sicher zu machen; denn ich fühlte bloss die Berührung eines stumpfen Gegenstandes (ich vermuthete, es sei die Kante meiner Taschenuhr). Nach dem Erwachen war ich nicht wenig erstaunt, doch gestochen worden zu sein. Wirkliche Anästhesie hervorzurufen, gelang nicht; nur als einmal bemerkt wurde, „die Hand sei wie eingeschlafen", fühlte ich für kurze Zeit Prickeln und fühlte die Berührung bloss noch wie durch einen dicken Verband hindurch.

Es wurde mir dann die Suggestion gemacht, am Morgen 6 Uhr 15 Minuten aufzuwachen – (ich habe es noch nie fertig gebracht, zu einer gewollten Zeit zu erwachen). Hierauf musste ich die Augen öffnen und die Lampe auslöschen. Letzteres that ich in so ungeschickter Weise, dass ich mich vor meinem Freunde etwas genirte; es war, wie wenn das stereoskopische Sehen gehindert gewesen wäre; zur Ablenkung des durch Blasen erzeugten Luftstromes wollte ich eine Hand schief über den Cylinder halten, kam aber mehrmals daneben, ohne es selber zu bemerken. Dann hielt ich die Hand ohne jede Schmerzempfindung so lange über die Flamme, wie ich es ausserhalb der Hypnose ohne starken Brandschmerz nicht hätte thun können. - Die oft energisch wiederholte Suggestion des Erwachens um 6 Uhr 15 Minuten hatte einen unangenehmen Erfolg. Ich erwachte die ganze Nacht nie, glaube aber in einem fort nur daran gedacht zu haben, ob es nicht bald 6 Uhr 15 Minuten sei. Da ich zeitweise ziemlich genaues Bewusstsein von meiner Lage hatte, wollte ich auf die Thurmuhr achten, um mich beruhigen zu können; ich hörte sie aber nicht ein einziges Mal schlagen, trotzdem meine Wohnung an den Kirchthurm angebaut ist. Erst als es 6 Uhr schlug, zählte ich schon die Viertel, dann die sechs Stundenschläge, aber ohne zu erwachen. Zugleich mit dem Schlag 6 Uhr 15 Minuten wurde an meine Thür geklopft, worauf ich erwachte. Ein folgendes Mal gelang die Suggestion des Erwachens auf bestimmte Zeit ohne alle Störung nach angenehmem Schlafe, da die Suggestion anders gegeben worden war.

Am nächsten Abend wurde ich zwei Mal auf dem Canapee liegend von Herrn Dr. von Speyr, am darauffolgenden Tage auch einmal von Herrn Prof. Forel hypnotisirt. Die erwähnten Versuche wurden mit grösster Leichtigkeit wiederholt, ferner wurde mir ein Arm steif gemacht und es wurden mir bestimmte Handlungen aufgetragen. Die suggerirte Analgesie hielt oft, wenn gleich nachher wieder andere Suggestionen gemacht wurden, so kurze Zeit an, dass mich die Stiche, die ich, während sie gemacht wurden, nur als Berührungen empfunden hatte, noch in der nämlichen Hypnose zu schmerzen anfingen. Schmerzhafte Steifigkeit der Beine nach einem längeren Spaziergang schwand dagegen nach einigen Suggestionen dauernd. Wenn mir die Unmöglichkeit einer bestimmten Bewegung suggerirt worden war, so beobachtete ich die Contraction der Antagonisten nicht mehr häufig. Oefters schien einfach meine Willensbahn unterbrochen, die Muskeln contrahirten sich nicht trotz meiner grössten Anstrengung. Bei späteren Suggestionen war übrigens mein Wille auch so geschwächt, dass ich manchmal entgegen meinem Vorsatz nicht mehr innervirte, weil mir der erfolglose Versuch zu anstrengend war, oder weil ich momentan gar nicht mehr an Widerstand gegen die Suggestion dachte. Wurde mir eine Handlung aufgegeben, so konnte ich lange widerstreben; schliesslich wurde sie aber doch vollführt wie man einem Reflex nachgibt, den zu verhindern es grosse Anstrengung kostet, oder - namentlich bei kleineren Aufträgen z. B. ein Bein zu heben - fühlte ich, dass die Bewegung gemacht wurde ohne irgend welche active Betheiligung meines Ich. Mehrmals hatte ich auch das Gefühl, aus Gefälligkeit gegenüber dem Hypnotiseur dessen Anforderungen nachzugeben. Da ich aber meistens besonnen genug war, in solchen Fällen während der Ausführung den Widerstand doch noch zu versuchen, überzeugte mich dessen Nutzlosigkeit von der Unrichtigkeit meiner Auffassung. Jede neue Suggestion, auch den Befehl, in einer begonnenen Handlung aufzuhören, empfand ich im ersten Moment unangenehm, wodurch mir der Widerstand leichter wurde. Dem Befehl, ausserhalb des Zimmer etwas zu holen, konnte ich ziemlich leicht widerstreben, nicht mehr aber, als die Handlung zerlegt wurde, d. h. ich die Suggestion erhielt, das eine Bein zu bewegen, dann das andere u. s. w., bis die Handlung ausgeführt war.

Der Ausführung einer posthypnotischen Suggestion konnte ich mich widersetzen. Doch kostete es mich ziemliche Mühe, und wenn ich nur einen Augenblick im Gespräche meinen Vorsatz vergass, den Teller, den ich an einen anderen Ort stellen sollte, nicht zu beachten, so entdeckte ich plötzlich, dass ich ihn fixirte. Der Gedanken an das Befohlene quälte mich bis zum Einschlafen, und noch im Bette war ich nahe dran, wieder aufzustehen und den Befehl auszuführen, bloss um Ruhe zu bekommen. Doch ich schlief bald ein, wodurch die Wirkung der Suggestion sich verlor.

Eine Hallucination hervorzurufen gelang mir nur einmal. Herr Prof. Forel befahl mir, einen Finger in den Mund zu stecken, ich werde ihn bitter finden. Ich stellte mir nun sofort eine Bitterkeit in der Art von Aloe vor und war dann so überrascht, einen süsslich, bitteren, salzigen Geschmack zu empfinden, dass ich glaubte, wirklich verunreinigte Hände zu haben. Die Controle nach dem Erwachen ergab, dass meine Finger von jeder schmeckenden Substanz frei waren. Auch hier hatte also die Suggestion auf meinen bewussten Gedankeninhalt anders gewirkt als auf mein Unbewusstes; das letztere war massgebend bei der Realisirung der Suggestion.

Mein Bewusstsein blieb kaum verändert. Doch hatte ich nach dem Erwachen in den beiden letzten Hypnosen, in denen mir Amnesie, wenn auch wenig intensiv, suggerirt worden war, Mühe, alles zu reproduciren. Die zeitliche Aufeinanderfolge der Experimente blieb vergessen, während ich mir den logischen Zusammenhang wieder ins Gedächtnis rufen konnte, von einem kurzen Moment der dritten Hypnose fehlt mir jede Erinnerung. Einmal, als mich der Hypnotiseur ruhig liegen liess, zeigten sich leichte Andeutungen von hypnagogischen Hallucinationen (ich hatte letztere schon seit vielen Jahren zu studiren versucht).

Das Erwachen geschah in 10 Secunden auf Suggestion hin, auch gegen meinen Willen und ohne besodnere Begleitsymptome, ähnlich dem Erwachen aus leichtem Schlaf."

Kapitel 12

Schwierigkeiten bei der Durchführung der Hypnose

12.1 Ängste beim Therapeuten und Patienten

Ein Grund, dass Hypnose in der täglichen Praxis nicht häufiger angewendet wird, liegt in einer Schwellenangst des Therapeuten/Arztes, die nicht selten mit einer überhöhten Selbsterwartung verbunden ist. In Kursen wird häufig berichtet, dass die Hemmungen das erste Umsetzen von dem Erlernten schwierig machen. Solche Hemmungen können dann in Kleingruppen und dem Üben in diesen behoben werden. Günstig ist es gerade für Anfänger, sich für die Induktion einige Schemata anzueignen, die dann den Einstieg sehr erleichtern und eine überhöhte, lähmende Eigenerwartung verhindern. Gerade die „klassische" Vorgehensweise mit einer sehr strukturierten Induktion und auch Beendigung gibt dem Anfänger die nötige Sicherheit, um erste Erfahrungen mit der Hypnosebehandlung zu sammeln. Von Vorteil sind auch Eigenerfahrungen mit dem Autogenen Training, die dem Therapeuten den Zugang zur Hypnose erleichtern.

Häufig äußern Kollegen Befürchtungen, sie könnten in ihrem Text steckenbleiben, in der suggestiven Rede nicht mehr weiterwissen Auch hier ist es hilfreich, Formeln des Autogenen Trainings eingeübt zu haben, die dann solche Ängste mindern. Auch ist es unproblematisch, Sätze mehrfach einfach zu wiederholen. Eine vom Therapeuten eher störend erlebte hohe Redundanz der Sätze wird vom Patienten positiv erlebt. Auch allgemeine Sätze wie: „Sie fühlen sich wohl und geborgen, zunehmend entspannt, mit jedem Atemzug kann dieses Gefühl der Entspannung intensiver von Ihnen wahrgenommen werden" etc. helfen dem Anfänger, werden aber auch von geübten Therapeuten gern und erfolgreich angewandt.

Schwierigkeiten beim Patienten können darin liegen, dass es vielleicht ängstliche Befürchtungen gibt, die im ersten Gespräch jedoch ausgeräumt werden können. Vielleicht ist es auch möglich, dem Patienten zu sagen, er könne die Augen offenhalten. Es gilt dann, ein **„Pacing"** zu entwickeln, in dem man dem Patienten erklärt: „Ich spüre, wie sehr Sie aufgeregt sind; Sie haben noch etwas Angst, sind jetzt innerlich unruhig und angespannt; das haben viele Menschen. Sie können aber vielleicht ganz ruhig auf die Atmung achten, die ihren eigenen Rhythmus hat. Es mag sein, dass Sie dabei Gedanken entwickeln, die mit schönen Erlebnissen zusammenhängen; vielleicht versetzen Sie sich einmal an einen Strand und beobachten leichte Wellen, beobachten das Wasser, hören das monotone Rauschen, dabei wird die Atmung allmählich flacher. Lassen Sie die Augen ruhig offen, versuchen Sie einmal, nur einen Punkt zu fixieren, kümmern Sie sich weiter um nichts; es geschieht gar nichts Ungewöhnliches; es ist im Grunde auch gar nicht interessant, was ich sage, wenn Sie so etwas dösen, dann kann das Unbewusste angesprochen werden. Man kann aber wohl die Ruhe besser genießen, wenn man die Augen zufallen lässt, die vom längeren Fixieren müde geworden sind. Dabei kann das Gefühl entstehen, ein großer Wattebausch liege auf den Augenlidern und Sie können sie ganz ruhig schließen."

Hat man dann immer noch den Eindruck, dass der Patient in einer ängstlich erwartungsvollen Haltung verharrt, wird man mit ihm sprechen und ihn fragen, wie es ihm geht, welche Gefühle oder körperlichen

Erscheinungen von ihm gespürt werden. Danach sich richtend kann man fortfahren. So kommt es in speziellen Fällen zu der sogenannten fraktionierten Hypnose (siehe Kapitel 5.9 ab S. 63), wie sie von Brodmann und Vogt dargestellt worden ist (Langen 1965).

An den Patienten gewandt, kann man erneut auf die Ruhesuggestionen eingehen und erklären:

„Es wird Ihnen allmählich immer leichter fallen, sich in die Ruhe gleiten zu lassen, mehr und mehr das Gefühl auftreten zu lassen, das Sie kennen, wenn man nach körperlicher Anstrengung zur Ruhe kommen darf. Man kann es sich dann ja so ganz bequem machen, wenn man weiß, dass nun nichts mehr erwartet wird. Dann spürt man allmählich mehr und mehr das Gewicht, den Druck der Glieder auf der Unterlage."

Man kann in solchen Fällen vielleicht auch zu erzählen beginnen, von einem Spaziergang sprechen unter gleichmäßig hohen Bäumen, auf einem Weg mit gleichmäßigem Knirschen des Kieses unter den Sohlen bei leichter Dämmerung, nachdem man schon lange gegangen ist usw. Dabei kann man auf eine ermüdende Stimmung sich einstellen lassen und immer wieder auffordern, das Angenehme einer Entspannung wahrzunehmen, wenn man sich z. B. niederlässt, die Ruhe des Abends zu genießen. Auf diese indirekte Art gelingt sicher in den meisten Fällen die Einleitung des Hypnoids, das dann vielleicht auch erst in den nächsten Sitzungen zu vertiefen wäre.

12.2 Widerstände

Spürt man starke Ablehnung beim Patienten, so wird man sich nach den Hintergründen für den Widerstand fragen müssen. Besteht vielleicht ein sekundärer Krankheitsgewinn? Der Engländer Mason (1952) vermochte bei einem jungen Mann eine schwere Hautkrankheit durch Hypnose weitgehend zu bessern, wollte bei einer Wiedervorstellung nach vier Jahren noch den Rest der erstmals ungewöhnlich starken Hautveränderungen zum Verschwinden bringen. Der Patient erwies sich aber plötzlich als nicht mehr hypnotisierbar, vielleicht weil er fürchtete, die in Hypnose zurückgegangenen Symptome könnten bei weiteren Hypnosen wieder genau so auftreten, wie sie sich einstmals gebessert hatten. In dem Lehrbuch von Langen und Stokvis (1965) wird auf die Möglichkeit hingewiesen, einen Widerstand zu entwickeln, um sich gegen die Suggerierbarkeit selber zu wehren. Manchem macht es auch Schwierigkeiten, sich sozusagen aus der Kontrolle zu verlieren. Die Tatsache der Vermittlung einer tiefen Entspannung kann vielleicht auch als „abnorm", als Schwäche angesehen werden. Hier kann nur das Schaffen einer besonderen Vertrauensbasis weiterhelfen, es geht dann sicher darum, die immer wieder betonte „affektive Resonanz" zu intensivieren.

Ein Lachen beim Patienten sollte nicht irritierend sein. Hier hilft die Feststellung:

„Ich sehe, dass Sie lächeln oder lachen, das beruht sicher darauf, dass Sie sich wohlfühlen, dass es für Sie erheiternd ist, das ist schön so. Umso mehr können Sie sich in dieser Stimmung behaglich entspannen". Der Therapeut sollte sich nicht ausgelacht vorkommen, er sollte keineswegs unsicher werden.

Andererseits würde ein Weinen auf Unlust oder Angst hinweisen. In diesem Fall könnte man sich etwa so an den Patienten wenden:

„Sie können mir jetzt ruhig sagen, wie es Ihnen geht, was in Ihnen vorgeht, was Ihnen Unbehagen macht".

In besonderen Fällen wird man die Übung abbrechen oder nach Bereinigung der Situation erneut mit der Suggestion beginnen, wobei vielleicht zunächst eine Gleichgültigkeitshaltung den Problemen gegenüber eingestellt werden kann.

In einem Übungskurs empfand eine Teilnehmerin starke innere Spannung, als sie an ein früheres eigenes Erlebnis mit einem unsachgemäß vorgegangenen Hypnotiseur erinnert wurde. Die Problematik konnte im Gespräch bearbeitet werden, wobei sich herausstellte, dass dieses Erlebnis von der Kollegin bis dahin nicht aufgearbeitet worden war.

Eine andere Kollegin erlebte in einem Übungskurs bei der Suggestion von Schwere und bei der Konzentration auf die Atmung eine beängstigende

Einengung, sodass es ihr fast den Atem nahm. Ausgelöst war dieses sehr unangenehme Erlebnis von einer in der Übungsgruppe vorausgegangenen Diskussion, ob man bei einer Patientin mit sexuellen Störungen, die wohl auf eine Vergewaltigung zurückzuführen waren, eine Durcharbeitung dieses Erlebnisses im Sinne einer Katharsis innerhalb des Hypnoids vornehmen sollte. Sie sah sich bei einer Übung mit einer Kollegin später innerhalb der eigenen Trance sozusagen vergewaltigt. Hier half nach dem Unterbrechen der Übung das entsprechende Gespräch. Weitere Übungen, mit indirekten Suggestionen autogene Möglichkeiten einräumend, halfen aus dieser Komplikation.

Weiterhin ist es häufig sehr hilfreich, frühere pathogene Beziehungsmuster des Patienten herauszuarbeiten und die aus infantilen Bewältigungsstrategien entstandenen Verhaltensweisen zugunsten reiferer Strategien zu verändern. Da das Aufgeben dieser infantilen (in der Kindheit sehr nützlichen) Verhaltensweisen häufig mit Angst verbunden ist, ist es daher hilfreich, sehr viele Ich-stärkende Suggestionen vorzugeben, um solche Widerstände zu überwinden oder aber auch die Vorgehensweise einzuschlagen, wie diese in dem Kapitel „Dissoziation“ (Kapitel 11.3 ab S. 99) beschrieben wurde.

12.3 Übergang in Schlafzustand

In Übungsgruppen wird auch immer wieder gefragt, was zu tun sei, wenn jemand in einem Hypnosezustand in Schlaf verfällt. Dies kann zwar theoretisch geschehen, jedoch ist das in der Praxis äußerst selten. Der Übergang in einen Schlafzustand wäre auch als Widerstand zu verstehen, um sich möglicherweise weiteren Suggestionen zu entziehen. Andererseits kann es auch ein Zeichen dafür sei, dass während einer therapeutischen Hypnose ein tief regressiver Entspannungszustand entstanden ist, der Raum für eigene positive innere Bilder beinhaltet. Möglichkeiten in solch einer Situation bestehen für den Therapeuten darin, dass an der Stelle nochmals angeknüpft wird, an der der Patient noch sichtlich wach und *compliant* war und von dort aus mit deutlicher Vorgabe weiter Suggestionen eingebaut werden.

Anderenfalls ist es auch möglich, einen Schlafzustand als positive Entspannung zu konnotieren und nach einer gewissen Ruhezeit dann eine Beendigung durchzuführen, wobei besonders Frische und Wachhheit betont werden können, außerdem die Suggestion, „etwas Positives für sich getan zu haben".

Sollte es am Ende einer Hypnose nicht zum Aufwachen des Patienten kommen, so besteht noch die Möglichkeit, diesen nach vorheriger Ankündigung an den Armen zu berühren, über die Arme zu streichen und damit die Suggestion der Frische und Wachheit zu koppeln.

Sollten sich mehrfach Schwierigkeiten des Einschlafens während hypnotischer Sitzungen zeigen, so ist es notwendig, darüber mit dem Patienten therapeutisch außerhalb der Hypnose zu arbeiten und, falls solche Einschlaftendenzen weiter bestehen, möglicherweise keine weiteren hypnotischen Sitzungen mehr durchzuführen.

12.4 Störungen von außen

Störungen von außen, z. B. durch Geräusche oder Stimmen, treffen meistens den Therapeuten mehr als die Versuchsperson oder den Patienten. Daher ist es wichtig, diese für beide zu integrieren und je besser dies für den Therapeuten selbst gelingt, desto unproblematischer werden diese Geräusche vom Patienten erlebt. Hilfreich ist es dann, solche Geräusche anzusprechen und positiv zu konnotieren, um damit den hypnotischen Zustand eher zu fördern, so z. B.:

„Das Geräusch der Tür lässt Sie jetzt den Versuch machen, eine Tür zu öffnen, um zu sehen, was wohl in Ihrem unbekannten Raum zu finden ist".

Oder aber auch:

„Der Verkehrslärm führt Sie mehr und mehr zu sich selbst, Sie empfinden es so sehr gut, nun hier zu liegen, während draußen so viel geschieht, Sie können sich bewusst werden, jetzt damit nichts zu tun zu haben, die Ruhe in sich selbst zu genießen und um so tiefer zu träumen."

Oder in einem anderen Falle:

„Das Signal des Krankenwagens zeigt Ihnen die Möglichkeit, welch rettende Funktion in dieser für Sie so wichtigen Ruhe liegt, die sich immer tiefer gestaltet, je mehr sich das Signal im Weggehen entfernt."

Wiederum eine andere Möglichkeit:

„Das Klingeln des Telefons, das im übrigen ganz uninteressant für Sie ist, bedeutet sicher eine Anfrage, eine Anfrage, die Sie auch an sich selbst richten können, um zu ermöglichen, vielleicht eine ganz neue Nachricht aus Ihrem Unbewußten zu erhalten."

Das sind einige Beispiele, wie man Schwierigkeiten, die sich im Verlauf der Hypnosebehandlung ergeben können, umgehen kann.

Kapitel 13

Gefahren und Gesundheitsstörungen

Es ist immer festgestellt worden, dass es sich bei der Hypnose um eine ungefährliche Therapie handelt. Dies ist aus meiner Sicht jedoch nur dann richtig, wenn die Hypnosebehandlung mit einer **klaren Indikation und Zielsetzung** und unter Beachtung der vorhandenen Ausschlussgründe und Kontraindikationen durchgeführt wird.

FREUD schrieb 1891, was über große Gefahren berichtet worden sei, gehöre „ins Land der Fabel". Die Befürchtung, es könnten z. B. Gesundheitsschäden auftreten, sind u. a. dadurch gemehrt worden, dass in Schauhypnosen scheinbar übernatürliche Sensationen auftreten und die Hypnose mit etwas Mystischem und Unheimlichen verknüpft wird.

In einer Untersuchung 1922 befragte J. H. SCHULTZ relevante Kliniken und Ärzte nach Gesundheitsschädigungen durch Hypnose, wobei Schädigungen bei Patienten beschrieben wurden, die hysterische Störungen und schizophrene Psychose haben, wobei SCHULTZ betonte, die Hypnose sei „bei vorsichtigem und kritischem Arbeiten für Gesunde sicher unschädlich".

In einer neuen Untersuchung über „Gefahren der Hypnose" kam HEINRICH 1990 ebenfalls zu dem Ergebnis, dass „bei umfassender Ausbildung, entsprechender Übung und korrekter Anwendung keine ernsthaften Komplikationen auftreten können".

Verschiedene Autoren haben sich mit der Frage befasst, ob ein Mensch durch hypnotische Einwirkung zu einer Straftat veranlasst werden kann, weil er sozusagen willenlos gemacht werden könne. Es wurden verschiedene Experimente angestellt, z. B. von FOREL (1989), STOKVIS (LANGEN 1962). Man ließ z. B. in der Hypnose auf jemanden (mit Platzpatronen) schießen; es kam dann zwar zur Ausführung der Tat, aber nur weil sich die Versuchspersonen offensichtlich darauf verlassen hatten, dass es sich eben nur um ein Experiment handeln könne, da die Versuchsleiter nicht als im Stande angesehen werden konnten, einen Menschen zum Mörder zu machen. SCHMITZ (1951) veröffentlichte eine Bilderserie, die zeigt, dass eine Versuchsperson in Hypnose auf eine entsprechende Suggestion hin zu einem Messer gegriffen hat, auf einen anderen losgegangen ist, dann aber zurückschreckte und einen heftigen Angstanfall hatte. Er schreibt dazu, dass der Suggestionsauftrag zunächst angenommen wurde, im Unbewussten aber auf eine mächtigere Gegenvorstellung treffe, sodass die Körperverletzung nicht ausgeführt werden konnte. So stellt auch STOKVIS fest:

> „Nach dem heutigen Standpunkt hält man es nach menschlichem Ermessen für ausgeschlossen, dass jemand in Hypnose etwas tun kann, was im Wachzustande seinen sittlichen Anschauungen widersprechen würde. Die sittliche Instanz im Menschen, das Gewissen, beherrscht nämlich auch die weniger bewussten Teile der Persönlichkeit und dadurch kann das Ideal-Ich in der Hypnose nicht völlig ausgeschaltet werden".

LANGEN und auch HEINRICH weisen auf Experimente von ERICKSON hin, der zu dem Ergebnis kam, dass es nicht möglich sei, „einen Menschen in Hypnose zu zwingen, automatisch, kritiklos und sklavisch Befehle und Handlungen auszuführen" (LANGEN 1962).

Trotz zahlreicher thematischer Darstellungen der Problematik „Hypnose und Verbrechen“ in Filmen und in der Literatur sind nur zwei Fälle bekannt, die gut dokumentiert wurden, und in denen ausschließlich Hypnose im Mittelpunkt der Beeinflussung stand, wobei in einem Fall eine Frau sieben Jahre lang außereheliche Beziehungen zu einem Mann unterhielt und dieser sie mittels Hypnose zur Prostitution zwang und sogar dann auch in Hypnose befahl, ihren Mann zu töten. Dies führte zu einem Mordversuch, wobei eine Amnesiesuggestion des Hypnotiseurs das Wissen der Frau lange Zeit zudeckte. Erst langsam, in fachgerecht durchgeführter hypnotischer Behandlung, gelang es MAYER (1937) die Zusammenhänge aufzudecken, und später stellte HAMMERSCHLAG (1954) in einer Monographie über Hypnose und Verbrechen dazu fest, dass es hier zu einer ganz ungewöhnlichen Tatsachenkonstellation gekommen war.

> „Das Vertrauen der Frau E. (Opfer) hatte es dem Walter (Täter) ermöglicht, seine Hypnosen immer tiefer zu gestalten, so daß mit der Zeit ihr Bewußtsein temporäre Spaltungen erfuhr, in diesem Zustand konnte er sie nach und nach immer enger an sich binden und so fort, bis ihre Persönlichkeit tatsächlich völlig ausgeschaltet und sie ein Werkzeug in den Händen des Verbrechers war.“

In einem weiteren Fall überfiel ein Mann in der Hypnose eine Bank und tötete dabei zwei Bankangestellte. Vor Gericht sagte er aus, er habe während des Überfalls unter Hypnose gestanden, die ein Freund bei ihm ausgelöst habe. Später aber sagte derselbe, nach Beendigung des Prozesses, der Freund habe ihn nicht hypnotisiert.

MAYER teilt aus dem Schrifttum 21 Fälle mit, bei denen es angeblich in hypnotischem Zustand zu Straftaten gekommen sein soll, wobei HEINRICH mit Recht darauf hinweist, dass bei diesen Fällen „die Hypnose allenfalls eine unter vielen möglichen Voraussetzungen war“ – jedenfalls liegen detaillierte Untersuchungen über die Zusammenhänge nicht vor.

In neueren Arbeiten haben Autoren nochmal hervorgehoben, dass bei vorsichtigem Vorgehen Schäden nicht zu erwarten seien. Auch D.

GRUENWALD (1991) ist der Meinung, dass nachteilige Auswirkungen der Hypnotherapie „manchmal sehr einfach auf nicht hypnotische Einflussgrößen zurückgeführt werden“ können.

B. PETER (1991) hat eine Befragung durchgeführt bei ärztlichen und psychologischen Leitern von Ausbildungsseminaren in Hypnose. Von 46 Befragten haben 21 geantwortet und dabei von Reaktionen berichtet, welche über die normale Erfahrung hypnotischer Phänomene bzw. Reaktionen hinausgingen und als unerwünscht und gar pathologisch zu werten seien. Die mitgeteilten Reaktionen wirkten sich auf körperlichem und auch auf psychischem Gebiet aus. Sie waren alle nicht besonders schwerwiegend, konnten allerdings in keinem Falle explizit auf die Hypnose zurückgeführt werden; es ließen sich für fast alle der angegebenen Störungen „plausible Gründe in Nachgesprächen bzw. nachfolgenden Therapien eruieren“. So regt PETER weitere Untersuchungen an, wobei aber auch Erfahrungen in anderen psychotherapeutischen Ausbildungsseminaren mit herangezogen werden sollten.

Kapitel 14

Indikationen zu Hypnosetherapien, Evidenzen

Die Anwendungsmöglichkeiten der Hypnose in der ärztlichen/psychotherapeutischen Praxis sind sehr vielfältig und abhängig davon, in welchem Kontext die Hypnose in der Praxis angewendet wird und welche Patienten mit welchen Anliegen in die therapeutische Behandlung kommen. So ist es natürlich sehr unterschiedlich, ob ein Patient wegen einer Schmerzsymptomatik zum Chirurgen oder Orthopäden kommt, ob es sich um eine akute Verletzung in einer chirurgischen Ambulanz eines Krankenhauses handelt oder aber z. B. Panikzustände die Frage einer psychotherapeutischen Behandlung auslösen und ein Patient zu einem Psychotherapeuten kommt.

Die hier vorgestellten Indikationsgebiete sollen also nicht verstanden werden als „kochbuchartige Hinweise", bei welchen Störungen welche suggestiven Formulierungen in der Hypnose angewandt werden können, sondern es werden vielmehr Anregungen und Gedankenanstöße gegeben, nach denen der Therapeut sein eigenes Vorgehen kreativ gestalten kann.

Die hypnosystemische Therapie von G. Schmidt (2022) und ihre Vorgehensweise sprengen den Rahmen dieser Einführung, sind aber für die intensivere Beschäftigung mit der Thematik sehr hilfreich und weiterführend.

14.1 Hypnose zur allgemeinen Ruhigstellung und Entspannung

Betrachtet man die verschiedenen Möglichkeiten der hypnotischen Therapie, so kann eine grundsätzliche Indikation die Funktion der Hypnose zur allgemeinen Ruhigstellung und Entspannung angesehen werden.

Gerade in der heute so hektischen Zeit sind Stresssymptome, die sich durch die vielfältigen und schnell wechselnden Anforderungen an den Menschen einstellen und sich bis hin zum **Burn-out-Syndrom**[27] zeigen können, sehr häufig. Oft ist es ausreichend, eine größere innere Distanzierung von der belastenden Situation zu schaffen und den psycho-physischen Umschaltvorgang zu nutzen. Dies kann in Form einer Leerhypnose geschehen, die allein schon eine große therapeutische Wirkung zeigt. Außerdem können noch gezielte, spezielle Suggestionen ergänzend genutzt werden. Wichtig ist es, solche positiven Formulierungen bei den Suggestionen zu wählen, die aus dem Sprachbereich des Patienten kommen, da diese eingängiger sind als Formulierungen außerhalb der persönlichen Begriffswelt des Patienten. Weiterhin ist es wichtig, keine negativen Ausdrucksweisen zu verwenden, da diese viel schlechter verarbeitet werden als positive Formulierungen (Langen 1969).

Für den gestresst-angespannten Patienten kann es sehr wichtig sein, den Therapeuten zu erleben, der Ruhe und Entspannung suggeriert, und zu erleben, dass hierunter die Unruhe nachlässt, muskuläre Spannungen verschwinden und die verschiedensten Symptome verringert werden. Dies ermöglicht es dem Patienten, psychovegetative Zusammenhänge für

[27] Fengler J, 1995

sich zu erkennen und ihm zu verdeutlichen, dass seine Störungen nicht organischer Art sind und durch psychische Veränderungen ebenfalls positiv beeinflusst werden. Diese Erfahrungen können dann erste Anstöße für Veränderungen der Umgehensweise des Menschen mit sich selbst sein und dem Patienten helfen, generell solche **psychosomatischen Zusammenhänge** bei sich schneller zu entdecken und eine **größere Eigenverantwortlichkeit** für sich selbst zu übernehmen. Das Hinführen zu autohypnoiden Techniken (Autohypnose, Autogenes Training) kann hier auch sehr sinnvoll sein.

Verweisen möchte ich auch auf Kapitel 11 ab S. 95 des Buches.

14.2 Angstzustände verschiedenster Art und deren Behebung

Angstzustände können sich verschieden zeigen, können als Panikstörungen, teilweise ohne zunächst greifbaren Hintergrund auftreten, können sich als phobisches Syndrom zeigen oder aber auch in Form von diffusen, nicht zielgerichteten Ängsten. Diese Symptome können verschiedenste Ursachen haben und wirken sich im alltäglichen Leben des Patienten als ausgesprochen lähmend aus. Schon in den ersten Gesprächen mit dem Behandler können suggestive Worte auch außerhalb der Hypnose eine erste Entlastung schaffen und Hinweise auf eine Hilfe aus der vorher scheinbar hoffnungslosen Situation ankündigen.

Da es sich oft bei solchen Patienten um chronische Störungen handelt, ist eine über die symptomorientierte Arbeit hinausgehende, aufdeckende Arbeit sinnvoll und sollte auch aktiv autohypnoide Methoden längerfristig vermitteln.

Bei akuten Angstzuständen oder z. B. Prüfungsängsten, wie bei einer unmittelbar bevorstehenden Prüfung, ist natürlich eine Hypnosebehandlung primär indiziert, wobei längerfristig die gerade beschriebene Vorgehensweise nicht aus dem Auge verloren werden sollte.

Anhand von einigen Beispielen soll die Vorgehensweise bei Angstzuständen gezeigt werden. So sind z. B. Erwartungsängste nicht selten, die von dem Gedanken genährt werden: „Hoffentlich werde ich nicht...z. B. stottern müssen, umfallen, zittern, mich beim Sprechen verkrampfen, rot werden, hoffentlich werde ich sprechen können, beim Examen das Gelernte darstellen." Oft wird schon die Suggestion, dass durch die vertiefte Ruhe eine Verhaltensänderung eintreten werde, dass in diesem Zustand der Ruhe eine Erholung wirksam werde, hilfreich sein. Selbstverständlich wird es notwendig sein, daneben tiefenpsychologisch orientierte Gespräche durchzuführen, um etwas von den Hintergründen der Verhaltensweise zu erfahren. Diese Erkenntnisse können dann dazu dienlich sein, besondere Suggestionen in die hypnotische Beeinflussung einzubauen. So gelang es bei einer Sekretärin, die Angst hatte, beim Telefonieren in Gegenwart ihres Chefs zu stottern, die Selbstsicherheit zu stärken. Man konnte herausfinden, dass sie im Leben immer die Angst hatte, verlacht zu werden, nachteilig anderen gegenüber zurücktreten zu müssen. **Indirekte Suggestionen** der Stärke, der Fähigkeit, sich auf sich selbst verlassen zu können, verbunden mit entsprechenden **Metaphern**, führten zu einer wesentlichen Umstellung. Solche indirekten Suggestionen sollten allgemein auf Veränderungsmöglichkeiten hinweisen, auf das Eintreten neuer Möglichkeiten, immer wieder unterstützt durch Bilder, Metaphern, Hinweise auf frühere Lebenserfahrungen. Eine andere Sekretärin fürchtete, sie werde eine für sie wichtige Prüfung ihrer Schreibfertigkeiten nicht bestehen, da sie glaubte, zwar könne sie „blind" tippen, sie müsse aber die Tastatur sehen. Genötigt, die Augen auf ein Manuskript fixieren zu müssen, werde sie sich verschreiben; hier halfen neben der Versicherung, die ruhige Entspannung allein könne bereits eine Veränderung bewirken, weitere Bilder, die auf den automatischen Ablauf von Bewegungen hindeuteten.

Gerade bei Prüfungsängsten wie auch in anderen Situationen ist es notwendig, Suggestionen der Ermutigung zu geben. Hier kann Ericksons Annahme hilfreich sein, dass das Unbewusste klüger ist, vieles an Erfahrungen gespeichert hat, dass man sich daher auf diese Instanz verlassen könne in der Bewältigung konkreter Ängste. So hat sich die Suggestion als hilfreich erwiesen, dass nach der fremdsuggestiv erzielten Entspannung mit der damit verbundenen Erholung wieder alles das zur Verfügung stehen könne, was einmal gelernt worden sei. Als nicht zweckmäßig hat sich zum Abbau von Prüfungsängsten die sonst ganz sinnvolle Indifferenzeinstellung zur Prüfung erwiesen. So ging ein Examenskandidat bei KRAPF (1987) nicht zur Prüfung, da sie als gleichgültig suggeriert worden war. Übrigens hat H. BINDER (1990) gute Erfahrungen bei Prüfungsängsten gemacht, indem er solchen Kandidaten die Ersthypnose auf Band aufgenommen und dann mitgegeben hat im Sinne einer sogenannten **Ablationshypnose**. Dadurch konnte die ja oft nur kurze Zeit an Therapie vor der Prüfung intensiv genutzt werden.

Was die Behandlung der zahlreichen anderen Phobien anbelangt, so ist auch hier von grundsätzlicher Bedeutung, eine **tiefe Entspannung** zu erzielen. Mit ihr ist z. B. ein ängstlicher Affekt nicht vereinbar, sie wird daher von dem Patienten immer sehr dankbar empfunden. In dieser in der Entspannung herbeigeführten erhöhten Suggestibilität können dann direkte Suggestionen gegeben werden, dass z. B. die Gedanken und Erwartungen, die bisher zu einer verstärkten inneren Unruhe geführt hätten, allmählich mehr und mehr ihre Bedeutung verlieren werden. Vielleicht sollte man den Begriff „Angst" nicht anwenden, da er mit so viel negativen Erfahrungen besetzt ist, dass er reflektorisch zu einer inneren Anspannung führen kann. **Indirekte Suggestionen** von Freiheit, Lösung, Veränderung sind wichtig. Sehr schön kann man im Sinne der Verhaltenstherapie Suggestionen imaginieren lassen, die vom Patienten ohne Schwierigkeiten zu meistern sind.

Ein Mann mit einer Panikstörung wurde bei mir behandelt, der nach tiefenpsychologisch fundierter Einzelpsychotherapie bei einem Kollegen weiterhin seine Panikzustände regelmäßig erlebte. Durch Einüben der Imagination einer sicheren, positiven Situation, sowohl in Hypnosesitzungen als auch in zu Hause durchgeführten Selbsthypnosen, konnte eine Basis geschaffen werden, von der aus in der Hypnose kurze, zuvor erlebte, Panikzustände eingestellt wurden, um dann in der Hypnose aus dieser Paniksituation wieder zurück in die positive, sichere Situation zurückzukehren. Die Erfahrung des Nicht-mehr-ausgeliefert-Seins in einer solchen panikmachenden Situation ermöglichte es dem Patienten dann, mit deutlich weniger Erwartungsängsten den Alltag zu bestreiten und sich nicht mehr einer plötzlichen Panik ausgeliefert sehen zu müssen. Die Panikzustände verschwanden daraufhin weitgehend innerhalb kürzester Zeit. In mehreren Hypnosesitzungen wurden noch die oben beschriebenen Umschaltungen (sichere Situation – panikmachende Situation – sichere Situation) geübt und können als **verhaltenstherapeutische Desensibilisierung bei verändertem Bewusstseinszustand** angesehen werden.

Solche Erfahrungen führen dann dazu, dass insgesamt mit mehr Selbst-Sicherheit neue Situationen angegangen werden können und längerfristig auch Veränderungen im Selbstbild des Patienten eintreten.

14.3 Schlafstörungen

Bei den Schlafstörungen ist zu unterscheiden zwischen akuten Schlafstörungen und chronischen Schlafstörungen. Häufig kommen Patienten mit Schlafstörungen zu uns, die schon seit vielen Jahren oder Jahrzehnten bestehen und nicht selten mit einem daraus entstandenen Medikamentenabusus gekoppelt sind. Solche Störungen sind natürlich schwieriger anzugehen als akute Schlafstörungen, bei denen natürlich der auslösende Hintergrund auch beachtet werden muss.

Generell hilfreich zeigt sich jedoch die positive Erwartungshaltung an eine Veränderung durch Hypnose. Diese stellt eine nützliche Komponente der Behandlung dar. Hier hilft oft schon der suggestive Hinweis, dass die hypnotische Umschaltung bereits eine Veränderung im Organismus darstellt, die den Schlaf fördert. Besonders gut profitieren hier hochsuggestible Patienten, die besonders rasch und arm an unerwünschten Nebenwirkungen von der Hypnose profitieren.

Chronische Schlafstörungen sind günstiger in einer Klinik anzugehen, in der aus einem vertieften Ruhezustand in der Hypnose ein sich entwickelnder erholsamer Schlaf suggeriert wird. Man leitet durch eine Hypnose im Patientenzimmer eine Entspannung her, verlässt dann den ruhenden Patienten mit der Versicherung, die erreichte Umschaltung werde sich mehr und mehr vertiefen und in den Schlaf hineinführen. Zweckmäßig ist, die zusätzliche Suggestion zu geben, dass der Patient am nächsten Morgen von einem verbesserten Schlaf berichten werde. Auch die Aufforderung, den Therapeuten hiervon zu informieren, kann in die Hypnose eingestreut werden.

Bei einem Teil der Fälle ist jedoch ein aktiv auto-hypnoides Verfahren wie das ***Autogene Training*** o. ä. längerfristig sinnvoll.

Kaiser-Rekkas (2023) verweist besonders auf die Selbsthypnose, die dann auch bei Schmerz, Zahnarztbesuch u. a. m. eingesetzt werden kann.

14.4 Funktionelle Organstörungen

Bei zahlreichen funktionellen Organstörungen hat sich die Hypnose als eine sehr effektive Vorgehensweise gezeigt.

Schon Freud hatte zu Beginn seiner ärztlichen Tätigkeit bei solchen Störungen sehr gute Erfolge. Bei Organstörungen ist vor allem schon die ruhige Entspannung heilsam, so z. B. mit einer Suggestion:

💬 „In dieser tiefen Ruhe erholt sich das gesamte Nervensystem".

Durch die psychovegetative Umschaltung ist eine längerfristige vegetative Harmonisierung schon schnell feststellbar. So konnte z. B. einem gestressten Manager, der neben seiner vegetativen Fehlsteuerung eine hypochondrische Angst entwickelte, allein durch die Entspannungshypnose nachhaltig geholfen werden.

Wichtig ist auch die entängstigende Funktion der Hypnose, z. B. bei asthmatischen Atemstörungen. Dabei ist es hilfreich, dem Patienten zu vermitteln, dass die Atmung passiv und regelmäßig erlebt werden kann. Die Luft kann ungehindert ein- und ausströmen, ganz automatisch gesteuert. So könnte eine hypnotische Suggestion sein:

💬 „Jeder Atemzug bringt Ruhe und Gelassenheit durch Abstand, Mut, Sicherheit und Selbstvertrauen..."

Zusätzlich bewährt sich die Suggestion, dass die Atemwege ganz weit, kühl und trocken seien. Diese Vorgehensweise erweist sich nicht nur bei funktionellen Atemwegsstörungen als hilfreich, sondern auch bei Asthma-Erkrankungen. So beschreibt Stokvis (1960) besonders die Erwartungsangst, „die mit sekundärer, normal menschlicher Erwartungsangst an asthmatische Anfälle fixiert sind", und er betont ganz besonders,

„die durch das Erlebnis der Erlösung und durch die psychotherapeutische Heilevidenz im tiefsten befreiende Umstellung".

Neuere Untersuchungen haben bestätigt, dass die Hypnose beim Asthma bronchiale sehr wirksam ist, insbesondere auch bei Kindern.

Bei funktionellen Sexualstörungen in Form einer psychogenen Erektionsstörung hat sich Hypnose ebenfalls als empfehlenswert und nützlich gezeigt und sind einer medikamentösen Behandlung normalerweise vorzuziehen. Auch wenn sich bei Fertilitätsstörungen keine Untersuchungen finden ließen, so ist durch die Ruhesuggestion eine entstressende und entängstigende Grundkomponente für das Entstehen einer Schwangerschaft sicherlich günstig.

Herzbeklemmungen sind ein häufiges Symptom, das bei Angst oder auch Stress auftreten kann. Durch eine Hypnosebehandlung lässt sich dies meist gut therapeutisch angehen, ebenfalls Blutdruckerhöhungen bei Stress-Situationen. Bei einer schon länger bestehenden essentiellen arteriellen Hypertonie bedarf es aber auch einer längeren Behandlung mit Hypnose oder einem auto-hypnoiden Verfahren, da innere Soll-Werte durch längerfristige Blutdruckveränderung erst wieder „ein-reguliert" werden müssen.

Funktionelle Blasenstörungen in Form einer Enuresis oder Nykturie können durch Hypnosebehandlung ebenfalls therapeutisch angegangen werden, des Weiteren funktionelle Schwindelzustände.

Eine deutliche Verbesserung des Tinnitus ist durch Hypnose wie auch durch auto-hypnoide Verfahren ebenfalls erreicht worden.

14.5 Motilitätsstörungen verschiedener Genese

Sehr bewährt hat sich das hypnotische Vorgehen bei Motilitätsstörungen verschiedener Genese und Ausprägung. Hierzu würden Tics gehören, auch ein Blepharospasmus sowie Sprechhemmungen und Schreibstörungen. Dabei ist es für den Patienten wichtig, die psychogene Ursache der Beschwerden zu erfahren. So kann man oft über die Hypnose eine Aufgeschlossenheit zu weiteren psychotherapeutischen Maßnahmen erreichen. Eine Patientin mit einem Blepharospasma war bei verschiedenen Augenärzten gewesen. Sie war mit verschiedenen Medikamenten behandelt worden und sie glaubte an eine fortschreitende, zum Sehverlust führende Augenkrankheit; durch die Hypnose erfuhr sie die nachhaltige positive Wirkung der Entspannung, die sie dann wirkungsvoll im Autogenen Training einzusetzen erlernte bis zur Behebung der Symptome, wobei zusätzliche tiefenpsychologische Gespräche über die Funktion des „Nicht-sehen-könnens" unterstützend waren.

Auch hat sich gezeigt, dass unter Hypnose eine deutliche Verbesserung der verbliebenen Restfunktionen im motorischen Bereich bei Zuständen nach Apoplexerkrankungen nachgewiesen wurde. Dabei geht es nicht um eine Unterscheidung zwischen psychogenen Lähmungen und Lähmungen nach einem Schlaganfall, sondern auch nach einem Schlaganfall hat sich eine deutliche Besserung durch Hypnosebehandlung gezeigt. Psychogene Lähmungen können oft jedoch ganz aufgehoben werden in Hypnosebehandlungen, wobei der therapeutische Nutzen gut überprüft werden sollte. Insbesondere ist die Funktion des Symptoms innerhalb der Störung zu beachten.

14.6 Beeinflussung organischer Krankheiten, Nutzung der Restfunktion

Gut hat sich die Behandlung mit Hypnose bei zahlreichen organischen Krankheiten bewährt, so z. B. bei den chronischen Darmerkrankungen Morbus Crohn und Colitis ulcerosa. Diese entzündlichen Darmerkrankungen können in Einzelfällen gebessert werden.

Auch bei nicht-entzündlichen Darmerkrankungen wie Colon irritabile ist die Hypnose nachgewiesenermaßen empfehlenswert und nützlich.

Lohmann (1987) hat interessante Zeichnungen eines Patienten mit Colitis ulcerosa veröffentlicht. Diese zeigen, wie die Hypnotherapie Menschen aus der krisenhaften Angst – Hoffnung gebend – herausgebracht hat.

Eine gute Form der Hypnose in diesem Bereich ist auch die in den letzten Jahren verstärkt untersuchte Bauchhypnose. Hier zeigen sich im Bereich der Psychoneuroimmunologie wichtige Erkenntnisse zur Beeinflussung inflammatorischer Effekte und des Mikobioms (Derra 2019, Tecker 2020).

Diehl hat hypnotisch Patienten bei der Herzkatheteruntersuchung betreut, dabei sehr positive Ergebnisse registrieren können. In ähnlicher Weise kann es durch direkte Suggestionen gelingen, eine Entleerungssperre der Blase, z. B. nach Operationen, wieder zu beheben, wobei neben der allgemeinen Entspannung die Suggestion von Gefühlen des Strömenlassens, des Fließens von Gewässern verständlicherweise helfen kann.

Auch bei **Essstörungen** wie der Bulimia nervosa sowie der Anorexieerkrankung erscheint die Behandlung in Einzelfällen sinnvoll und nützlich, wobei diese **im Rahmen eines größeren therapeutischen Konzeptes** angewandt werden sollte.

14.7 Beeinflussung von Hauterkrankungen

Bemerkenswert sind die Erfolge hypnotherapeutischer Behandlungen bei Erkrankungen der Haut. Es ist häufig festzustellen, dass gerade hier die psychosomatische Behandlungsweise sich als besonders effektiv erwiesen hat. Hautleiden verschlechtern sich oft bei psychischen Belastungen. So kann alleine schon die tiefe Entspannung, vielleicht fremdsuggestiv eingeleitet und dann später auch autosuggestiv weitergeführt, zu einer Verbesserung führen.

Bei Warzenerkrankungen ist die Hypnose bei der Behandlung deutlich wirksam, dies sowohl bei Erwachsenen als auch bei Kindern, und kann als nützliche Komponente angesehen werden.

Bei der Neurodermitiserkrankung ist in Einzelfällen eine Verbesserung durch Hypnose allein festgestellt worden.

Als sehr günstig hat sich auch erwiesen, dass Hypnosebehandlung im Rahmen von Hautverletzungen (z. B. Verbrennungen, Verbrühungen) angewandt wird. Es gibt hier eine gute Untersuchung (Lawrence und MOORE 1990), die zeigt, dass eine deutliche Beschleunigung der Heilungsvorgänge bei Verbrennungen durch hypnotische Behandlung nachgewiesen wurde. Eine Verbesserung der Infektabwehr und der Heilungsprozesse hat sich auch in vielen Einzelkasuistiken in einer Spezialklinik für Verbrennungen in Deutschland nachweisen lassen.

14.8 Schmerzbekämpfung

Sehr vielseitig ist die Möglichkeit hypnotischer Beeinflussung von Schmerzzuständen. Gerade auch auf diesem Gebiet ist sehr viel gearbeitet worden. Sicher gelingt es allein schon durch die Entspannung, schmerzhafte Verkrampfungen zu lösen. Es wird außerdem ratsam sein, durch suggestive Wärmevorstellungen oder aber auch durch Kühle bzw. durch Suggestionen von den Schmerz ausschließenden Gefühlen an den schmerzenden Stellen einen Rückgang der Schmerzempfindung zu erreichen.

Es sind Strategien beschrieben worden, um durch Ablenkung vom Schmerz diesen weniger stark zu erleben. So wird die Anekdote von ERICKSON berichtet, der einer schmerzgeplagten Patientin demonstrierte, sie werde sofort keinen Schmerz mehr haben, wenn ein hungriger Tiger plötzlich zur Tür hereinstürzen würde. Man kann bei solchen Geschichten auch indirekte Suggestionen des Vergessens oder aber auch der Gewöhnung anbringen, z. B. an Geräusche, dazu entsprechende Geschichten vorbringen. Eventuell kann in einer sogenannten **partiellen Dissoziation** das Gefühl des Losgelöstseins eines schmerzenden Körperteils suggeriert werden. Offensichtlich gut bewährt hat sich bei der Schmerzbekämpfung die Einstreutechnik, wie diese auch schon von ERICKSON beschrieben wurde (In ROSSI (Hrsg.) 1966), wobei durch die Konzentration auf eine eigentlich gar nicht sehr spannende Geschichte, z. B. über Heizungsanlagen oder über das Fliegen, (F. HOPPE 1985 nach H. H. RIEBENSAHM 1986) eine Ablenkung eingeleitet wird, gleichzeitig werden indirekte Suggestionen der Leichtigkeit, der Distanz, des Weggehens, des Nachlassens, der sich entwickelnden Wärme gegeben. Sie werden in den Text einfach eingestreut, als ganz kurze Sentenzen, teilweise ganz ohne Zusammenhang mit dem anderen Text, dabei aber vielleicht mit veränderter Stimmlage hervorgebracht. Wie überhaupt zur suggestiven Beeinflussung auf indirektem Wege können kleine Geschichten beitragen, in denen davon die Rede ist, dass etwas vergessen werden kann, z. B. ein Traum, Erlebnisse, an die man sich nicht erinnert. Man kann aber auch von Gewöhnung erzählen, so macht einem Fabrikarbeiter der Lärm nichts mehr aus. Qualitäten des Schmerzes, z. B. hämmernd, brennend, lassen sich imaginativ verändern, z. B. kann man vorstellen lassen, dass ein Hammer immer kleiner wird, das Feuer allmählich verlöscht, eingebracht jeweils in Geschichten.

Es lässt sich auch ein „Stellvertreter" erfinden, z. B. eine Person, der es gelingt, auf verschiedene Art Schmerzen weniger stark zu empfinden, etwa mit den Worten: „Mein Freund Hans..." oder „Ich kenne einen Patienten, der..."

Von der Möglichkeit chirurgischer Eingriffe ohne Schmerzerlebnis in Hypnose hatte sich schon BRAID überzeugen können. Immer wieder sind später Operationen in Hypnose durchgeführt worden. LOTH und KAHAN (1986) berichten über eine Tonsillektomie ohne Narkose. Von LOTH gibt es ein Video-Band über eine Zystenentfernung im Oberkiefer in Hypnose. G. und A. SCHMIERER (1990) führen Zahnoperationen ohne Anästhesie aus, BURRI und MILLER beschreiben ausführlich das Vorgehen bei Operationen, das sie als **„Hypnoanästhesie"** bezeichnen. Bei solchen Vorgehensweisen wird besonderer Gebrauch von der Dissoziation gemacht: „Die Gedanken können jetzt ganz weit weg sein." Man kann gedanklich z. B. in Urlaubserinnerungen verweilen, dabei eine tiefe Trance erleben. Dadurch wird das Schmerzerlebnis weitestgehend zurückgedrängt. Der Schmerz wird als solcher nicht mehr so stark sein.

Bei der Behandlung von Schmerzsymptomen im Rahmen von Krebserkrankungen hat sich Hypnose als zusätzliche Therapiekomponente günstig erwiesen.

Wichtig ist an dieser Stelle noch einmal zu erwähnen, dass sowohl bei Akutschmerzen als auch bei chronischen Schmerzen die Hypnose ihren Sinn hat. Bei Akutschmerzen haben sich jedoch insgesamt eher direkte Suggestionen als sinnvoll erwiesen, während sich bei chronischen

Schmerzen, die generell als psycho-somatisch gesehen werden können, eine lösungsorientierte Vorgehensweisen in der Hypnose als günstig erwiesen hat. Da Schmerz ja oft eine sehr wichtige Funktion hat, ein inneres Gleichgewicht zu halten (dies bei chronischen Schmerzpatienten) ist das alleinige Beheben von Schmerzen nicht die sinnvolle Lösung für eine Behandlung und bedarf einer komplexeren Vorgehensweise, die sich besonders in den multiprofessionellen schmerztherapeutischen Settings in den Kliniken und auch bei ambulant behandelnden Schmerztherapeuten zeigen.

Oft erweist sich auch eine Kombinationsbehandlung Hypnose mit einer medikamentösen Behandlung als sinnvoll bei verschiedenen Schmerzformen wie bei der Trigeminusneuralgie und bei dem atypischen Gesichtsschmerz. In der Hypnosebehandlung haben sich hier folgende Formeln bewährt:

„In diesem Zustand der Ruhe werden Sie gegen Schmerzgefühle unempfindlicher. Sie werden geradezu dagegen gefeit werden und die Schmerzen immer weniger bewusst empfinden. Als Folge dieser Behandlung werden Sie feststellen, dass Sie immer weniger Beschwerden bekommen und wie Sie ganz gesund werden." (Stokvis und Langen 1965)

14.9 Anwendung der Ablationshypnose

An dieser Stelle soll die Möglichkeit einer **ablationshypnotischen Vorgehensweise** vorgestellt werden. Diese hat sich gut bewährt bei manchen Schmerzstörungen.

Unter einem solchen Vorgehen versteht man die Herbeiführung einer Trance in Abwesenheit des Therapeuten (ablatus von auferre, ass. auferri = sich fortmachen, entfernen) durch posthypnotischen Auftrag. H. Binder hat sich eines solchen Vorgehens bei Examensangst bedient, er hat die Ersthypnose auf Tonband gesprochen, der Examenskandidat kann dann den Text zu Hause wieder anhören und sich dadurch selbst in Trance versetzen. Man kann aber auch anders verfahren und nach Art eines bedingten Reflexes das Eintreten der Trance mit einem Signal koppeln.

Ein solches Signal kann z. B. ein (möglichst abstraktes) Postkartenbild sein. Man lässt während der hypnotischen Veränderung dieses Bild fixieren, gibt dann z. B. im Falle einer gewünschten Schmerzbehandlung den posthypnotischen Auftrag:

„Immer dann, wenn Sie das Bild ansehen, werden Sie rasch in einen tiefen Ruhezustand sinken, es wird zu einer Entspannung kommen, und dadurch werden die Schmerzen deutlich nachlassen."

Man sollte dabei für den Patienten ganz neue Bilder auswählen, nicht etwa solche, die er aus seiner Umgebung gewohnt ist und häufiger zu Gesicht bekommt. Es kann sich bei einem solchen Signal auch um eigene innere Bilder handeln. So kann man in der Hypnose die Entspannung vertiefen lassen durch die Imagination eines beruhigenden, angenehmen Bildes, vielleicht einer Urlaubserinnerung oder einer bloßen Phantasie, die intensiv erlebt werden soll unter Beteiligung möglichst aller Sinnesqualitäten. Das kann als **Stimulus** benutzt werden, der **reflektorisch eine Trance herbeiführt** mit entsprechenden, z. B. schmerzdämpfenden Wirkungen. Ein solches Vorgehen kann als **verhaltensmedizinische Intervention** angesehen werden im Sinne eines „ablenkenden Verfahrens gekoppelt mit Entspannungstechniken", das sich in der Onkologie bewährt hat (Wahl und Hautzinger 1989).

14.10 Süchtiges Verhalten

14.10.1 Nikotin

Von Laien wird sehr häufig die Hypnose gewünscht für die Bekämpfung von süchtigem Verhalten. Bei Abhängigkeit von Nikotin kann Hypnose eine wirksame und auch nützliche Therapieform mit guten Initialeffekten sein, um entwöhnungswillige Tabakabhängige in ihrem Abstinenzvorhaben zu unterstützen. Zunächst ist es einmal notwendig, sich ein genaues Bild darüber zu verschaffen, bei welchen Gelegenheiten vor allem zur Zigarette gegriffen wird. So ist es wichtig, eine deutliche Unterscheidung zwischen Stressrauchern und Genussrauchern zu treffen, um dann entsprechende Suggestionen zusammen mit dem Patienten erarbeiten zu können. Hilfreich ist es, sich ein Zukunftsbild zu verschaffen, wie das Leben ohne Rauchen aussehen könnte **(Zeit-Progression)** oder aber eine Zeit in der Vergangenheit zu imaginieren, in der Rauchen noch keine Rolle spielte **(Zeit-Regression)**. Dazu können indirekte Suggestionen der Veränderung vorgegeben werden, z. B. imaginierte Szenen, zusätzlich kann in der Trance nach Möglichkeit dann ein Suchvorgang angeleitet werden, bestimmte Gewohnheiten zu ändern. Schließlich kann es gelingen, die Suggestion zu geben, immer dann, wenn die Versuchung zur Zigarette entsteht, werde man sich an die Therapiesituation erinnern, an die Imaginationen, die aufgetaucht seien. Im Übrigen sind die oben beschriebenen Formeln von Selbständigkeit und Selbstbehauptung nützlich. Zusätzlich werden wiederum Suggestionen gegeben werden können, man werde stolz auf sich sein, wenn man es geschafft habe, der Patient wisse selbst, wie wichtig seine eigene Kraft für ihn sei.

14.10.2 Alkoholabhängigkeit

Eindeutig hat sich mittlerweile gezeigt, dass eine alleinige Behandlung mit Hypnosetherapie bei Alkoholikern nicht ausreichend und adäquat ist. In Einzelfällen haben sich jedoch diese Vorgehensweisen kombiniert mit anderen therapeutischen Schritten als nützlich erwiesen. Schon Schultz (1963) hat angegeben, folgendes helfe:

„Ich bin ganz ruhig, ich bestimme selbst, ich weiß, dass ich keinen Tropfen Alkohol mehr trinke...zu keiner Zeit, zu keiner Gelegenheit, aus keiner Stimmung oder Verstimmung heraus".

Wichtig ist es jedoch, schon bald aus dem rein heterosuggestiven Vorgehen zu einer Selbsthypnose oder dem Autogenen Training zu gelangen, um die Eigenständigkeit des Patienten zu fördern und derartige Formeln nach Erreichen des Hypnoids selbst bei sich „einzupflanzen", wie Krapf (1987) es ausgedrückt hat. Die Rezidivgefahr ist jedoch insgesamt bei Alkoholabhängigkeit recht hoch, sodass auch mit Hypnosebehandlung kein dauerhafter Erfolg gewährleistet werden kann. Eine hilfreiche Vorgehensweise wird bei Revenstorf und Peter (2000) beschrieben, in der durch Trancetraining und Altersregression Ressourcen verankert werden, die dann nach einer Problemanalyse in der Zukunftprogression mit dem Erarbeiten alternativer Verhaltensstrategien beendet wird. Eine Integration der Hypnosetherapie mit anderen Verfahren, etwa auch der Milieugestaltung und der Arbeit an der häufig vorhandenen Grundstörung der Person ist wichtig, jedoch bestehen für Gruppenprogramme mit Hypnotherapie bei Alkoholikern keine Langzeitkatamnesen, die eindeutig einen empirischen Beleg liefern würden.

14.10.3 Andere Abhängigkeiten

Zu diesen werden z. B. Essstörungen mit süchtigem Essverhalten gerechnet; dass aber ein Übergewicht alleine durch die Anwendung der Hypnose abgebaut werden kann, ist nicht zu erwarten. Eine Gewichtsreduktion kann aber z. B. durch entsprechende Kalorienreduktion eingeleitet werden, wobei die Hypnose dann das Einhalten der Reduktionsdiät unterstützt, und eine genauere Ausarbeitung der Zukunftsvisionen in reduziertem Gewicht vorhanden sein muss. Die Vorgehensweise der Zeit-Progression und die Imagination der eigenen Person mit adäquatem Körpergewicht sind hier auch hilfreich. Wichtig ist es, die verschiedensten Motivationsressourcen zu nutzen. Auch das baldige Überleiten der heterosuggestiven Formeln in ein autosuggestives Training mit entsprechenden formelhaften Vorsätzen ist notwendig.

Zusammenfassend kann noch einmal J. H. Schultz (1963) zitiert werden, der feststellt:

> „...daß ganz verschiedene Seiten des hypnotischen Zustandes therapeutisch ausgenutzt werden können. So kann sich der Arzt darauf beschränken, die erhöhte Suggestibilität und Konzentrationsfähigkeit auszunutzen, um bestimmte suggestive Maßnahmen vorzunehmen, um Übungseffekte zu unterstützen usw.; er kann das Erleben der Lösung und Passivität der Beruhigung dienen lassen; er kann die Hypnose in mehr oder weniger ausgedehnte Schlafzustände ohne

spezielle Beeinflussung überleiten und damit eine Erholungswirkung anstreben; er kann die künstliche ‚Einengung des Bewußtseins' der Wiederbelebung früheren Gedächtnisbesitzes dienen lassen und so in der Tiefentherapie häufig Gedächtnismaterial zur Reproduktion bringen, das vordem nur ‚unterbewußt' vorhanden oder bewußt verheimlicht war; endlich kann er die hypnotische Veränderung lediglich benutzen, um etwelchen Allgemeinmaßnahmen der Psychotherapie mehr Nachdruck zu geben. So zeigt die Hypnotherapie verschiedene Formen: rein suggestive, beruhigende, erholende, ‚tiefenpsychologische' und allgemein psychotherapeutische Hypnotherapie sind zu trennen und verlangen gesonderte Indikation und Spezialtechnik, selbstverständlich stets unter Voraussetzung der Allgemeintechnik."

14.11 Hypnose und Krebs

Da leider auch heute noch Hypnose häufig von Menschen im Zusammenhang mit „besonderen Fähigkeiten" gesehen wird, ist auch die Erwartung bezüglich der Krebsheilung immer wieder ein Thema, mit dem sich Patienten an Therapeuten wenden. Nach eindeutigen Untersuchungen hat sich bisher gezeigt, dass die **Überlebenszeit** bei Krebspatienten durch Hypnose als Begleitbehandlung verlängert wird. Bei Brustkrebs-Patientinnen sind dahingehend und auch in Bezug auf die Lebensqualität eindeutige Erfolge nachgewiesen worden. Auch bei anderen Karzinombehandlungen hat sich Hypnose weiterhin als psychische Begleitbehandlung als sinnvoll erwiesen, jedoch darf nicht davon ausgegangen werden, dass Krebs alleine durch Hypnose behandelt werden sollte.

In den letzten Jahren haben sich im Rahmen der Psycho-Neuro-Immunologie immer wieder Mediziner mit der Frage der Beeinflussung des immunologischen Systems durch die Psyche beschäftigt, und es hat sich deutlich gezeigt, dass das Immunsystem insgesamt durch Hypnosebehandlung wie auch durch andere psychotherapeutische

Verfahren positiv beeinflusst werden kann. Da dies der Fall ist, können durch positive hypnotische Suggestion emotionale Prozesse und kognitive Einstellungen verändert werden und Ressourcen des Patienten insgesamt besser genutzt werden. Arbeitsweisen, wie die von Susen beschriebene „Hilfe vom inneren Freund" (Susen 1996), können hier weitere Hinweise geben.

Kapitel 15

Kontraindikationen und sonstige Ausschlussgründe

Trotz vieler Indikationen für eine Therapie mit Hypnose gibt es auch Kontraindikationen, die beachtet werden sollten. Zu unterscheiden ist zwischen **transitorischen** Ausschlussgründen und Kontraindikationen, die **dauerhaft** vorhanden sind. Ebenfalls kann unterschieden werden zwischen **relativen** und **absoluten** Kontraindikationen.

Eine akute transitorische Kontraindikation besteht in einem akuten oder latenten psychotischen Prozess, oder wenn eine pathologische Regression zu befürchten ist. Auch schwere Persönlichkeitsstörungen auf Borderline-Niveau mit mehrfachen bekannten psychotischen Dekompensationen stellen eine Kontraindikation dar.

Eine fehlende Einwilligung sollte auch dringend beachtet werden, da nur unter Freiwilligkeit eine Hypnosebehandlung aus therapeutischer Sicht indiziert sein kann.

Bei depressiven Erkrankungen schweren Ausmaßes muss die Anwendung von Hypnose dringend überprüft werden, da es häufig bei schweren Depressionen nicht möglich ist, eine affektive Schwingungsfähigkeit beim Patienten zu erreichen, und insofern das Scheitern einer Hypnosebehandlung ein zusätzliches belastendes Moment für den Patienten darstellen kann. Leichtere bis mittelgradige depressive Erkrankungen können hingegen gut mit Hypnose behandelt werden.

Wenn ein Patient vielleicht aus Glaubensgründen eine Hypnosetherapie ablehnt, muss dies unbedingt respektiert werden. Nicht zu respektieren wäre aber der Wunsch nach hypnotischer Behandlung, wenn ein Patient mit körperlicher Erkrankung eine solche wünscht, da er die somatische Therapie damit umgehen möchte (LANGEN 1965).

Sicher falsch wäre auch die Anwendung der Hypnose nach einer Vergewaltigung, vielleicht um hier eine Abreaktion herbeizuführen. Spezifische hypnotherapeutische Vorgehensweisen können jedoch nach einer entsprechenden Stabilisierungsphase angewandt werden.

Eine relative Kontraindikation ist gegeben bei Menschen mit hysterischer Struktur der Persönlichkeit, die zu Wachträumen neigen. Auch früher durchgeführte Hypnosebehandlungen bei einer nicht gelösten Bindung an den früheren Hypnotherapeuten stellen eine relative Kontraindikation dar, ebenfalls unrealistische Erwartungen des Patienten an die Durchführung und die Wirkung der Hypnose.

Permanente Ausschlussgründe sind gegeben bei mittelgradiger bis schwerer Intelligenzminderung (Imbezillität, Idiotie) sowie bei anderen kognitiven Störungen in Abhängigkeit von Konzentration, Auffassung und Gedächtnis. Des Weiteren stellen chronifizierte Psychosen aus dem schizophrenen Formenkreis, bei denen produktive Symptome persistsieren, eine permanente Kontraindikation dar.

Im therapeutischen Setting ist es nicht zweckmäßig und sinnvoll, Partner oder Personen aus dem direkten Freundeskreis oder Bekanntenkreis zu hypnotisieren, um nicht tendenzielle Abhängigkeiten entstehen zu lassen oder zu verstärken. Anders hingegen ist dies bei der Anwendung der Hypnose zu Übungszwecken. Hier ist es unproblematisch, im kollegialen Kreis gegenseitig Hypnosen (Leerhypnosen) durchzuführen, um die hypnotische Umschaltung kennenzulernen. Problematisch zu sehen wäre dies jedoch bei dem Erlernen der Hypnose in hierarchischen Strukturen (Chefarzt hypnotisiert seine Assistenten). Ansonsten kann davon ausgegangen werden, dass das Einüben von der Einleitung hypnotischer

Zustände im Bekanntenkreis eher unproblematisch verläuft, da die notwendige Vertrauensbasis vorhanden sein dürfte. Dies entspricht auch den Erfahrungen von LOTH und KAHAN (mündliche Mitteilung).

Kapitel 16

Verbindung Hypnose/andere psychotherapeutische Verfahren

Hypnose kann im Rahmen verschiedener psychotherapeutischer Verfahren angewandt werden und von daher sind Verbindungen der Hypnose mit solchen Verfahren häufig sinnvoll und erhöhen die Effizienz. So betont GRAWE (1994), dass „ebenso wie die anderen den Entspannungsverfahren zugeordneten Methoden gelangen Hypnose und hypnotische Techniken sehr oft im Rahmen eines breiter angelegten therapeutischen Vorgehens zur Anwendung,..." (S. 626)

16.1 Hypnose und tiefenpsychologische Psychotherapie, die zweigleisige Psychotherapie

Durch die Wiederbelebung früherer Erlebnisse in Hypnose ergeben sich neue Möglichkeiten. Schon FREUD hatte faszinierende Einblicke in der

Hypnose in dieser Richtung gewinnen können. Er wollte ja die Hypnose verwenden, um funktionierende Störungen in ihrer Genese zu erkennen und sie abreagieren zu lassen. Die berühmte Patientin, die FREUD mit BREUER behandelte, die „ein buntes Bild von Lähmungen mit Kontrakturen, Hemmungen und Zuständen von psychischer Verworrenheit" geboten hatte, verlor ihre Symptome, wenn es gelang, sie, bei der es zur Unterdrückung von „Gedanken oder Impulsen" gekommen war, halluzinatorisch wieder erinnern zu lassen. Wenn die Patientin dann „den damals unterdrückten seelischen Akt nachträglich unter freier Affektentfaltung zu Ende führte, war das System weggewischt und trat nicht wieder auf". Diese Technik, die man **Hypnokatharsis** nennt, wird auch heute noch angewandt. Sie erfordert aber ein sehr subtiles Vorgehen, eine große allgemeine psychotherapeutische Erfahrung, sodass sie nicht ohne weiteres zu empfehlen ist. Sie bietet sicher auch Raum zu recht hysterischen Reaktionen, es kann zu heftigen Entäußerungen kommen, sodass der Therapeut sich überfordert sehen kann. Man bedenke, dass FREUD diese Therapieform zugunsten der Analyse verlassen hat; die Bearbeitung zurückliegender Erlebnisse sollte nach deren Erinnerung in der Behandlung im bewusstseinsklaren Zustand erfolgen und nicht nur „abreagiert" werden.

Es bestehen aber durchaus auch Möglichkeiten, neueres Material für eine tiefenpsychologisch fundierte Psychotherapie zu gewinnen, wenn man z. B. die in der Hypnose verstärkte Erinnerungsfähigkeit an frühere Erlebnisse nutzen will.

Dieses Verfahren setzt aber ein tiefes Verständnis und behutsames Eingehen auf den Patienten voraus. Man muss daran denken, dass WEITZENHOEFER (zit. nach MACHOVEC 1991) die sogenannte Altersregression für das „potentiell risikoreichste Hypnosephänomen" hält, weil der Patient „unbeabsichtigt ein Trauma wiedererleben kann." Es lässt sich neues „Material" gewinnen, das zum Inhalt tiefenpsychologischer Gespräche gemacht werden kann. Auch die Gefahren einer **Re-Traumatisierung** durch solch eine Vorgehensweise muss gesehen werden (siehe Kapitel 18 ab S. 155).

Man wird in solchen Fällen die Hypnosen in üblicher Weise einleiten, kann anschließend bei ausreichender Vertiefung – z. B. beim Auftreten der Immobilisation oder der Levitation – den Patienten veranlassen, sich in Gedanken zurückzuversetzen um viele Jahre, man kann zunächst vielleicht relativ neutral an die Schulzeit denken lassen, an das Gebäude, an Lehrpersonen usw. Dabei lässt man sich das Erlebte schildern, mit vielleicht folgender Aufforderung:

„In dieser tiefen Ruhe können verschiedene Bilder auftauchen, vielleicht erst nur nebelhaft, häufig wechselnd. Diese Bilder werden aber an Konturen gewinnen, deutlicher und scharf werden, frühere Erlebnisse werden dabei auftauchen, Erinnerungen werden deutlich. Ohne dabei aus dem tiefen Ruhezustand zu erwachen, können Sie dazu etwas sagen, damit ich mir auch ein Bild von Ihren inneren Erlebnissen machen kann. Sie werden den Mund, die Zunge und Lippen bewegen können, ohne dass der übrige Körper ganz wach wird, er kann ganz bewegungslos in dieser tiefen Ruhe verharren. Vielleicht stellen Sie sich einmal die Schule vor, in der Sie waren, das Gebäude... Vielleicht einen Lehrer, Kameraden. Erzählen Sie einmal, was jetzt bei Ihnen auftaucht."

Dabei wird man in ruhiger Weise einzelne Situationen sich wiedergeben, weitere Erinnerungen auftauchen lassen. Immer wieder kann man dabei Suggestionen der Ermutigung einfließen lassen, dadurch den Erinnerungsprozess fördern, wie z. B. „sehr schön... gut, sehr interessant".

Es ist dabei oft erstaunlich, was erinnert wird. Diese früheren Erlebnisse können dann später besprochen werden. So wurde nur in einem Übungskurs einmal einer Kollegin bei der Einstellung der ersten Schulzeit klar, dass sie damals oft sehr allein, abseits von anderen Kindern gespielt hatte. Nach dem Ende der Hypnosesitzung erklärte sie spontan: „Das war für mich sehr interessant, das muss ich sofort in meine Selbsterfahrungsgruppe einbringen." Ein Kollege stellte in einer Kursstunde an seinem 50. Geburtstag Erlebnisse vom 21. Geburtstag ein, erinnerte sich dabei an viele Einzelheiten, kam dann zu dem Erlebnis einer besonderen Auseinandersetzung mit den Eltern an diesem Tag, wurde so veranlasst, sich der Eltern- und Autoritätsproblematik nochmals besonders zu stellen.

Insgesamt kann also die Hypnose in besonderer Weise aufdeckend wirksam sein und den Verlauf z. B. der tiefenpsychologisch fundierten Gespräche nachhaltig fördern.

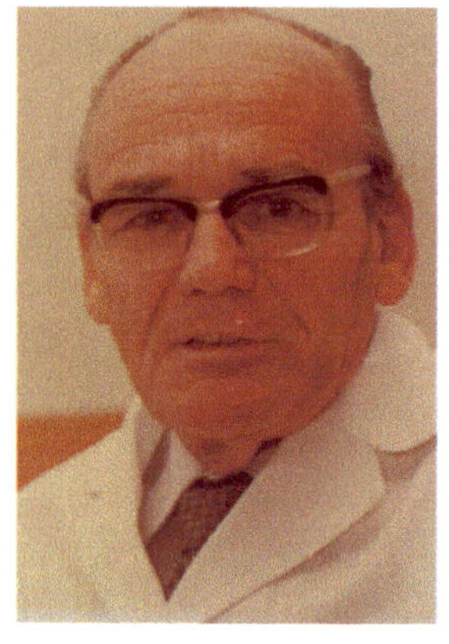

Abbildung 14: Dietrich Langen

Dietrich LANGEN hat in seiner Form der „zweigleisigen Psychotherapie“ solche Verfahren besonders genutzt, wobei er neben der Hypnose auch das Autogene Training als autohypnoides Verfahren eingesetzt hat. Diese positiven Erfahrungen haben sich in den vergangenen drei Jahrzehnten immer wieder bestätigt, dies trotz der immer noch kritisch bewerteten „Mischung“ dieser beiden Therapieverfahren, wie sich dies in den Psychotherapierichtlinien für ambulante Psychotherapie zeigt.

16.2 Hypnose in Verbindung mit dem Autogenen Training

Außerordentlich nützlich ist die Verbindung der Hypnose mit dem Autogenen Training dahingehend, dass das fremdsuggestive Vorgehen allmählich immer mehr in die Eigensuggestion übergeführt wird. Dadurch wird es in vielen Fällen möglich sein, einen schnellen Einstieg in das Training zu ermöglichen, weil nämlich der Patient die organismische Umschaltung erlebt hat; es fällt dann oft leichter, das Schwere-, Wärme- und Atmungserlebnis auch autogen einzustellen. Dabei haben sich folgende direkte Suggestionen bewährt:

„Sie werden nun selber eine tiefe Beruhigung und Entspannung herbeiführen können, indem Sie sich dieses Schwere- und Wärmegefühl vorstellen mit der Formel: ‚Beide Arme sind ganz schwer und warm!‘ Diese Übung werden Sie regelmäßig durchführen, mir über den positiven Verlauf Ihrer eigenen Übungen berichten.“

Dann wird man die Hypnose in der üblichen Art beenden und im Gespräch danach noch einmal auf den Begriff des Übens hinweisen. Beim nächsten Treffen mit dem Patienten gilt es dann, die Erfolge zu unterstützen, eventuelle Schwierigkeiten aufzuarbeiten. Durch dieses Vorgehen kann man den Patienten immer mehr zu der erforderlichen Eigenleistung bringen, der möglichen Abhängigkeitsentwicklung vorbeugen. Das Autogene Training wird dann immer mehr benutzt, um über diesen Weg psychotherapeutisch wirksam zu sein und auch die tiefenpsychologische Wirkung zu nutzen, die ja in der Literatur über das Autogene Training stets hervorgehoben worden ist.

16.3 Die gestufte Aktivhypnose

Die von KRETSCHMER in den 30er Jahren des vergangenen Jahrhunderts entwickelte gestufte Aktivhypnose als „Zwischenglied“ zwischen einer Heterohypnose und einem autohypnoiden Verfahren wie dem Autogenen Training hat sich besonders günstig erwiesen, pathologisch regressiven Tendenzen von schwerer gestörten Patienten entgegenzuwirken.

Die gestufte Aktivhypnose, die dann LANGEN im Rahmen der stationären Psychotherapie zusammen mit einem tiefenpsychologischen Verfahren in Form von Einzel- und Gruppentherapie als zweigleisiges Verfahren entwickelt hat (LANGEN 1967), ermöglicht es auch, schnell Tendenzen von manchen Ich-strukturell gestörten Patienten entgegenzuwirken, die gerne Verantwortlichkeit an den Therapeuten abgeben wollen und die Therapie dadurch einen ungünstigen Verlauf nehmen kann.

Unterschiede und andererseits auch Übergänge zwischen Hypnose und Autogenem Training/gestufter Aktivhypnose werden auch im Handbuch Autogenes Training (2017) von DERRA, HOFFMANN, STEPHAN, STETTER 62 ff. beschrieben.

In den zunehmend stärker aktive Lösungsprozesse intendierenden Vorgehensweisen der modernen Hypnotherapie wird diesen Schwierigkeiten ebenfalls Rechnung getragen, und die von ERICKSON beschriebenen „unbewussten Suchprozesse“ verstärken die Eigenverantwortlichkeit und Autonomie des Patienten.

16.4 Katathym imaginative Psychotherapie

Um eine aktive Beteiligung am therapeutischen Prozess geht es auch beim Katathymen Bilderleben nach LEUNER (1970), das heute als Katathym imaginative Psychotherapie bezeichnet wird. Dieses Verfahren kann ebenso wie die traditionelle Hypnose durch Schwere- und Wärmeübungen eingeleitet werden, und durch das Auftreten von Bildern im Wiedererleben früherer Geschehnisse, die durch vorgegebene Standardbilder imaginiert werden, kommt es zu therapeutischen Ich-Spaltungen und Dissoziationen, die benutzt werden können.

Die unter anderem von BONGARTZ (2015) beschriebene **Stellvertretertechnik** in der Hypnose zeigt hier deutliche Pallallelen zur katathym-imaginativen Psychotherapie.

Mittlerweile werden auch in der katathym imaginativen Psychotherapie häufiger freie Themen außerhalb der Standardmotive gewählt, und der Unterschied zur modernen Hypnosebehandlung wird deutlich geringer.

Als eine wichtige Errungenschaft von LEUNER kann angesehen werden, dass die katathym imaginative Psychotherapie als tiefenpsychologisch fundiertes Psychotherapieverfahren Anerkennung gefunden hat und insofern in der ambulanten Psychotherapie als Vorgehensweise im Rahmen der tiefenpsychologisch fundierten Psychotherapie als Richtlinienverfahren möglich ist.

16.5 Hypnose in Kombination mit Verhaltenstherapie

Mit anderen Methoden der Psychotherapie lässt sich aber wieder eine ausgezeichnete Kombination herbeiführen, z. B. mit der Verhaltenstherapie. KOSSAK (1989) hat dies in seinem Lehrbuch „Hypnose“ sehr detailliert dargestellt. Sehr richtig betont er, dass „die Anwendung der Hypnose in Kombination mit Verhaltenstherapie stets als eine ‚verhaltenstherapeutische Interventionsform unter Hypnose‘ anzusehen ist. Wer sich also einer solchen therapeutischen Möglichkeit bedienen will, wird sich zunächst mit den Voraussetzungen der Verhaltenstherapie insgesamt auseinandersetzen müssen. Hier tut sich ein weites Feld auf. Es soll hier nur auf die systematische Desensibilisierung hingewiesen werden, bei der in Hypnose angstfrei erlebt werden kann, was den Patienten erwartet. So kann man Ängste vor dem Fliegen abbauen, es wären noch weitere Phobien zu nennen. Grundsätzlich wird es dabei immer darum gehen, den Patienten in der Tiefentspannung allmählich an die angstauslösende Situation heranzuführen, die scheinbare Gefährdung dabei abzubauen. Auf verhaltenstherapeutische Interventionen in der Behandlung onkologischer Patienten wurde bereits hingewiesen.

Als Beispiel für eine Kombination von Verhaltenstherapie und Hypnose wird hier folgende Fallvignette angeführt: Ein junger Mann mit Panikzuständen und Todesangst erlernte in der Hypnose das Einstellen eines sicheren Ortes und die damit verbundenen vegetativen positiven Umschaltvorgänge. Nach dieser Stabilisierungsphase werden für kurze Zeit angstauslösende Situationen imaginiert, um dann nach vorher abgesprochener Zeit (z. B. 30 Sekunden) zurück zu der stabilisierenden, Sicherheit spendenden, positiven Situation zurückzuführen. Die Erfahrung des „Nicht-mehr-Ausgeliefertseins“ in einer angstmachenden Situation und die Möglichkeit des Umschaltens in eine positive, sichere Situation führt deutlich zur Angstreduzierung und ermöglicht es dem Patienten, sich zunehmend angstauslösenden Real-Situationen zu stellen in der Gewissheit, durch positive Imaginationen diese zu stoppen. Es kann hier von einer „Desensibilisierung im Hypnoid“ gesprochen werden und führt schon bald zu einer Verringerung der lange sehr einengend erlebten Angstsymptomatik.

Erwähnenswert ist hier, dass eine bei diesem Patienten vorher durchgeführte tiefenpsychologisch fundierte Langzeittherapie bei einem anderen Psychotherapeuten den gelernten Auslösemechanismus nicht hatte stoppen können, auch wenn die dahinter liegende Problematik weitgehend mit dem Patienten bearbeitet worden war.

16.6 Rational emotive Therapie

Die rational emotive Therapie (RET) wurde von Ellis 1973 entwickelt, stellt eine kognitive Therapieform dar und kann als besondere Form der Verhaltenstherapie gesehen werden. In dieser können direkte, aber auch indirekte Suggestionen gut eingebracht werden. Emotional entstandene irrationale Ängste können so beim Patienten als solche erkannt, Selbstsicherheit gebende Suggestionen, wie z. B.: „Sie werden erleben, wie Sie immer sicherer auftreten können“, können dann eingefügt und in entsprechenden Situationen auch imaginiert werden. So gelingt es auch oft, depressive Gedanken zu vertreiben, z. B.:

„Sie werden mit jedem Tag immer mehr sich positiven Gedanken zuwenden, das negative Denken wird zunehmend zurücktreten. Sie erleben sich immer freier und froher, das wird aus dieser tiefen Entspannung wachsen können.“

Entsprechende Bilder der positiven Gedanken unterstützen diese Suggestionen.

Solche Vorgehensweisen wurden auch als **rational emotive hypnotherapy** (REH) bezeichnet.

Auch in der Behandlung von Stresssituationen können solche kognitiven Umstrukturierungen in hypnotischem Zustand wirksam sein.

Eine umfassende Übersicht lässt sich bei PETER, KRAIKER und REVENSTORF (1991) finden, außerdem auch in dem Buch von KOSSAK (1993).

16.7 Neurolinguistisches Programmieren und Silva-Mind-Methode

Diese beiden Methoden sollen hier nur am Rande erwähnt werden. Beide können als Sonderform der Hypnotherapie gesehen werden, in der über Suchmethoden im Unbewussten Kreativitätssteigerungen und Veränderungen der Bezugssysteme erreicht werden sollen (Reframing). Diese Methoden lassen sich gut nutzen im Bereich der Selbstorganisation und Gesundheitsprävention, finden jedoch schnell ihre Grenzen im Bereich der Behandlung von Kranken.

Verwiesen werden kann hier auf Bücher wie: Neue Wege der Kurzzeitpsychotherapie, von BANDLER und GRINDER sowie Maria SOREL: Mit der Silva-Mind-Methode zu mehr Entspannung, Gesundheit und Lebensglück, 1993

Kapitel 17

Focusing

Da sich in der Hypnosetherapie regressive Momente als wichtiger Faktor für Veränderungen erwiesen haben, sich eine „Regression im Dienste des Ichs" als wichtiger progressiver Faktor für Veränderungen gezeigt hat, ist die Hypnosetherapie in Verbindung mit den von GENDLIN entwickelten „Focusing-Strategien" als wichtig hervorzuheben.

In der Hypnosetherapie sind körperliche Empfindungen ein wesentlicher Indikator für Problembereiche oder aber auch Veränderungen. Ähnlich ist dies im Focusing. Beim Fokussieren denkt man nicht über ein Problem nach oder analysiert es, sondern man erfährt es unmittelbar.

Dieses Verfahren wurde von Eugene T. GENDLIN, einem Österreicher, der in die USA auswanderte, entwickelt und stellt eine wichtige erweiternde Möglichkeit der Hypnosebehandlung dar.

GENDLIN spricht hier von „Felt-Sense", versteht hierunter eine körperlich gespürte Bedeutung eines Problembereiches. Dieser Indikator, der durch eine spezielle Technik eingeleitet wird, entspricht weitgehend der Vorstellung von ERICKSON, der das Unbewusste für klüger als das Bewusste bezeichnet hat. Focusing ist dabei keine Aufforderung, das Denken aufzugeben und nur noch zu spüren, sondern geht davon aus, dass der „Felt-Sense" beides, sowohl Denken als auch Fühlen, beinhaltet. Als wichtiger Indikator für emotionale Veränderungen wird in diesem

Zusammenhang auch das körperliche Fühlen gesehen, sodass durch situatives emotionales Verändern auch Veränderungen im körperlichen Empfinden eintreten und umgekehrt, dann wiederum körperlich verändertes Empfinden auch andere emotionale Möglichkeiten in Situationen schafft. Dieses, von GENDLIN bezeichnete „**Experiencing**" bedeutet, dass eine Person in einer Situation dann auch neue Interaktions- und Handlungsmöglichkeiten hat.

Eine wesentliche Erweiterung der Hypnosetherapie durch die Erkenntnisse des Focusing kann darin gesehen werden, dass eine verstärkte Einbeziehung der Aufmerksamkeit auf die Empfindungen des Körpers eine zusätzliche Informationsquelle für Erleben und damit auch Ansätze für Veränderung bieten kann. Eine hier aus dem Buch von GENDLIN übernommene Focusing-Kurzform (Eugene GENDLIN, Focusing, 1981, S. 153 ff.) mag als Anregung genügen. Weitere Informationen sind in diesem Buch zu finden.

1. Einen Raum schaffen
   Wie fühlen Sie sich? Was hindert Sie daran, sich gut zu fühlen?
   Antworten Sie nicht, lassen Sie Ihren Körper die Antwort geben.
   Dringen Sie nicht hinein in das, was kommt.
   Heißen Sie alles, was kommt, willkommen. Legen Sie alles für eine Weile neben sich.
   Abgesehen von dem allem, fühlen Sie sich gut?
2. Felt Sense
   Greifen Sie eines dieser Probleme heraus.
   Dringen Sie nicht in das Problem. Was fühlen Sie in Ihrem Körper, wenn Sie sich alles das, was mit diesem Problem zusammenhängt, in Erinnerung rufen?
3. Finden eines Griffs
   Welches ist die Eigenart des Felt Sense?
   Welche Worte, Sätze oder Bilder kommen aus diesem Felt Sense?
   Welches Eigenschaftswort passt am besten dazu?
4. Vergleich
   Gehen Sie hin und her zwischen dem Wort (oder Bild) und dem Felt Sense. Passen beide zusammen?

Wenn sie zusammenpassen, lassen Sie dieses Gefühl des Zusammenpassens mehrmals in sich aufkommen.
Wenn sich der Felt Sense verändert, folgen Sie ihm mit Ihrer Aufmerksamkeit.

5. Fragen
   „Was ist es an diesem ganzen Problem, das mich so ... macht?"
   Wenn Sie nicht mehr weiterkommen, stellen Sie sich folgende Fragen:
   Was ist das Schlimmste an diesem Gefühl?
   Was ist so schlimm daran?
   Was braucht es, damit es besser wird?
   Was sollte geschehen?
   Antworten Sie nicht selbst, warten Sie darauf, dass sich das Gefühl regt und Ihnen eine Antwort gibt.

   Was wäre es für ein Gefühl, wenn alles in Ordnung wäre?
   Lassen Sie Ihren Körper antworten:
   Was steht dem im Wege?
6. Aufnahme
   Heißen Sie alles willkommen, was kommt. Seien Sie froh, dass Ihr Körper geantwortet hat. Das ist nur der erste Schritt auf die Lösung des Problems zu, weitere werden kommen, jetzt, da Sie Ihr Gefühl kennen, können Sie es verlassen und später zu ihm zurückkommen. Beschützen Sie es vor kritischen Stimmen, die Sie unterbrechen wollen.

   Will Ihr Körper eine weitere Focusing-Runde, oder ist das der richtige Moment, um aufzuhören?

   Anregungen für diese Hinweise erhielt ich durch ein Seminar von Günter KRETZER, der die Verbindung des Focusing mit dem Katathymen Bilderleben vorstellte (Bad Lauterberg, im November 1997).

Kapitel 18

Psychotraumatologie und Hypnose

In den vergangenen 35 Jahren hat sich die Beschäftigung mit psychotraumatischen Ereignissen und deren Behandlungsweise deutlich intensiviert. Posttraumatische Belastungsstörungen sind epidemiologisch besser untersucht und Leitlinien für die Behandlung entwickelt worden. In der Leitliniendefinition der AWMF (Arbeitsgemeinschaft für wissenschaftlich medizinische Fachgesellschaften) werden posttraumatische Belastungsstörungen als eine mögliche Folge eines oder mehrerer traumatischer Ereignisse (wie z. B. körperliche und sexualisierte Gewalt), Vergewaltigung, gewalttätige Angriffe auf die eigene Person, Entführung, Geiselnahme, Terroranschläge, Krieg, Kriegsgefangenschaft, politische Haft, Folterung, Gefangenschaft in einem Konzentrationslager, Natur- oder durch Menschen verursachte Katastrophen, Unfälle oder die Diagnose einer lebensbedrohlichen Krankheit gesehen, die an der eigenen Person, aber auch an fremden Personen erlebt werden können. Verbunden mit dieser Belastung ist häufig das Gefühl von Hilflosigkeit durch dieses traumatisierende Ereignis und damit einer Erschütterung des Selbst- oder Weltverständnisses.

Das Störungsbild zeigt sich dann in Form von sich aufdrängenden belastenden Gedanken oder Erinnerungen (Intrusionen, flash-backs), Übererregungssyndrome durch psychovegetative Entgleisung, Vermeidungsverhalten sowie eine emotionale Taubheit und ähnliches.

Solche Symptome treten nach Vergewaltigung, anderen Gewaltverbrechen oder auch bei Kriegs- und Verkehrsopfern, Unfällen in 15 bis 50 % der Fälle auf. Da dies dadurch eine große Bedeutung für die Gesamtbevölkerung hat und eine Lebenszeitpräferenz für PTSD der allgemeinen Bevölkerung zwischen 1 und 7 % angenommen wird, gleichzeitig die standardisierten früheren Behandlungstechniken nur wenig Erfolg gebracht haben, wurden besondere traumaspezifische Vorgehensweisen entwickelt.

In der aktuellen **ICD-11** wird zudem unterschieden zwischen den Posttraumatischen Belastungsstörungen und den **komplexen PTBS**, wobei neben den Symptomen der PTBS langandauernde oder wiederkehrende traumatische Situationen wie KZ- oder Folterhaft sowie sexueller Kindesmissbrauchs o. ä. verstanden wird, aus denen eine Flucht nicht möglich war.

Dies kann dann unter Umständen zu einer Deformierung der Persönlichkeit führen, die sich in der Veränderung der Selbst-Überzeugung und auch in der Beziehungsfähigkeit zu anderen zeigt.

Allgemein lässt sich sagen, dass es vier Phasen der Traumatherapie gibt, die bei posttraumatischen Belastungsstörungen, aber auch bei Störungen im weiteren Sinn, die durch ein Psychotrauma entstanden sind, durchlaufen werden müssen.

1. Ist die Herstellung eines Arbeitsbündnisses wichtig. Dann folgt
2. eine Stabilisierungsarbeit, danach
3. die Traumakonfrontation und zuletzt
4. die Integration und Neubeginn.

In der Stabilisierungsphase geht es nun um die Installation von positiven inneren Bildern und sicheren Orten sowie der Möglichkeit, einen Abstand zu traumatisierenden Ereignissen zu schaffen, um von dieser distanzierten Sicht- und Erlebensweise her innere Ressourcen zu entdecken und zu entwickeln. Gerade in dieser stabilisierenden Phase ist die Möglichkeit der Therapie mit Hypnose besonders günstig, da positive dissoziative Momente in der Hypnosetherapie hilfreich sind, eigene Sicherheit zu empfinden und danach in einer späteren Phase die Traumakonfrontation möglich zu machen. Verwiesen wird auch auf die von mir weiter oben beschriebene Behandlung eines Angstpatienten mit Panikzuständen, die als Beispiel auch für die prinzipielle Vorgehensweise bei traumatisierten Patienten in der Anfangsphase der Behandlung möglich ist. Wenn dann eine solche Stabilisierung erreicht worden ist, so gibt es verschiedene Möglichkeiten der Traumakonfrontation, wobei sich hier Vorgehensweisen wie von Frau REDDEMANN spezifisch entwickelt als sehr günstig erweisen (Luise REDDEMANN: Imagination als heilsame Kraft, Stuttgart 2001).

Eine weitere spezifische Technik zur Bearbeitung der Traumata wurde von Francine SHAPIRO entwickelt und hat einen Siegeszug in der Traumatherapie mit der Bezeichnung EMDR (Eye Movement Desensitization and Reprocessing) gehalten. Eine spezifische Einführung in diese Behandlungstechnik ist bei Arne Hofmann: EMDR in der Therapie psychosomatischer Belastungssyndrome, Stuttgart 1999, zu finden.

In der Integrationsphase der Behandlung solcher Psychotraumata ist dann eine Kombination zwischen diesen spezifischen Techniken und der Hypnosetherapie gut möglich, dies immer wieder in der Verknüpfung und Stabilisierung durch innere Ressourcen sowie der für die Hypnosebehandlung spezifischen Möglichkeit durch Altersregression und -progression positive Alternativen zu imaginieren.

Dass die Hypnosebehandlung auch bei solchen Störungen besonders effizient und sinnvoll ist, lässt sich u. a. dadurch erklären, dass posttraumatische Belastungsstörungen häufig im Zusammenhang mit dissoziativen Momenten auftreten und diese durch das Psychotrauma entwickelte erhöhte Dissoziationsfähigkeit dann auch in der Hypnose im positiven Sinne genutzt werden kann. Durch das Erfahren von willentlichen, suggerierten Dissoziationen, wie sie in der Hypnose auftreten, und unwillkürlichen Dissoziationen ermöglicht es dem Patienten zunehmend, Einfluss auf diese Störung zu nehmen.

Weitere spezifische Beschreibungen würden jedoch den Rahmen dieses Buches überschreiten und daher sollen diese Ausführungen genügen, um die besondere Möglichkeit der Hypnosebehandlung im Bereich der Psychotraumata zu unterstreichen. Ziel der Behandlung ist insgesamt eine Verarbeitung und Integration der traumatischen Belastung und dadurch eine Rekompensation. Grenzen zu sehen sind jedoch bei sehr frühen bzw. lang anhaltenden Traumatisierungen, die dann Persönlichkeitsveränderungen und -störungen mit sich bringen.

Kapitel 19

Ausbildungscurriculum der DGaeHAT

Das aktuelle Ausbildungscurriculum der DGaeHAT, der Deutschen Gesellschaft für ärztliche Entspannungsmethoden, Hypnose, Autogenes Training und Therapie e.V., stellt eine mögliche Basisausbildung für das Erlernen der Behandlung mit Hypnose dar und soll daher hier stellvertretend für andere Ausbildungscurricula dargestellt werden. Es können dann noch spezifische weiterführende Fortbildungsschritte angefügt werden. Diese Basis ist jedoch als Grundvoraussetzung für weiteres Arbeiten mit Hypnose notwendig.

Weitere Curricula sind auch den beiden anderen Gesellschaften (Deutsche Gesellschaft für Hypnose sowie der Milton Erickson Gesellschaft) zu entnehmen. Adressen und Kontaktmöglichkeit s. Seite 160.

- Deutsche Gesellschaft für ärztliche Entspannungsmethoden, Hypnose, Autogenes Training und Therapie (DGaeHAT)
  Postfach 1365
  41436 Neuß
  https://www.dgaehat.de/
  02131/463370
  02131/463371
  info@dgaehat.de
- Deutsche Gesellschaft für Hypnose und Hypnotherapie (DHG)
  Truffelsweg 3
  486353 Coesfeld
  http://www.hypnose-dgh.de/
  02541/880760
  02541/70008
  dgh-geschaeftsstelle@t-online.de
- Milton Erickson Gesellschaft für klinische Hypnose (MEG)
  Waisenhausstraße 55
  80637 München
  http://www.hypno.org/ oder
  https://www.milton-erickson-gesellschaft.de/
  089/34029720
  089/34029719
  kontakt@MEG-Hypnose.de

Die **L**eitlinien zum Inhalt der Weiterbildung in **Ä**rztlicher **H**ypnose [Basiscurriculum] der Deutschen Gesellschaft für ärztliche Entspannungsmethoden, Hypnose, Autogenes Training und Therapie e.V. (DGäEHAT) beinhalten folgendes:

(gültig ab 11.01.2017 als ärztliche Behandlungsform)

Vorbemerkungen

Die berufsbegleitende Weiterbildung im Bereich der fachgebundenen Psychotherapie einschließlich der Facharztweiterbildungen „Psychiatrie und Psychotherapie", „Psychosomatische Medizin und Psychotherapie/-Psychotherapeutische Medizin", „Kinder- und Jugendpsychiatrie und -psychotherapie" und im Bereich der Psychosomatischen Grundversorgung erfordert außer dem Aneignen gründlicher methodischer Kenntnisse in einzelnen Verfahren, Detailkenntnisse des jeweiligen Konzeptes, seiner theoretischen Grundlagen und seiner praktischen Durchführung vor allem Selbsterfahrung. Damit ist Hypnose (H) mit einer angemessenen Eigenerfahrung (i. S. des Selbstübens, respektive Selbsterlebens) gemeint.

In diesem Sinne stellt **der nachfolgende Weiterbildungskatalog** eine Mindestanforderung dar und erhebt **keinen Anspruch** darauf, Richtlinie für eine Fort- und Weiterbildung in der umfassenderen **„Hypnotherapie"** zu sein.

Folgende Inhalte müssen erarbeitet werden:

- Was ist eine Suggestion?
    - Was ist Trance?
    - Was ist hypnoide Trance?
    - Was ist ein Hypnoid?
    - Wie funktioniert Hypnose?
    - Die psycho-physiologischen Phänomene in Hypnose.
    - Die Bedeutung der Beziehung in der Hypnose.
- Abgrenzung und Gemeinsamkeiten von Imaginativen Methoden, anderen Entspannungstechniken, insbesondere Autogenem Training/Autogener Therapie, Katathyme-Imaginative Psychotherapie (KIP) früher Katathymes Bilderleben (KB)

- Theorie und Praxis des Standardvorgehens (Vorgespräch, Induktion, Vertiefung, Wirkteil, posthypnotische Empfehlungen, Nachgespräch)
- Demonstration der Hypnose, aktives Erleben der Hypnose, aktives Durchführen der Hypnose
- Überprüfung von Trancetiefe, Vertiefung durch Hypnose, Rücknahme
- Aufbau und Aktivierung innerer Ressourcen
- Methoden psychischer Stabilisierung DBXKK-TKKK-BQKD
- Übertragung und Gegenübertragung vor/bei und nach Hypnosebehandlungen
- Umgang mit Blockaden und Widerständen während einer Hypnose-Sitzung
- Indikation und Kontraindikation
- Umgang mit Nebenwirkungen bei Hypnose
- Krankheitsmodelle aus dem Blickwinkel auf Hypnose basierender Behandlungstechniken (Symptomentstehung, -wahrnehmung, -verarbeitung, Interventionen)
- Selbst-Hypnose zur Alltagsbewältigung als nachhaltig verfügbare Ressource
- Psychotherapie ergänzt durch Hypnose
- Wiss. belegte Indikationen: Belastungsstörungen, Somatoforme Störungen, Schlafstörungen, Unterstützung bei der Bewältigung von medizinischen Eingriffen wie Geburtshilfe, ambulantes Operieren, Verbrennungen, Chemotherapie, Raucherentwöhnung, Suchterkrankungen
- Noch nicht empirisch abgesicherte, aber von Experten empfohlene Indikationen und beispielhaftes Vorgehen bei: Phobie, Trauer, Einzeltraumatisierungen, Hypnose zur Verhaltensänderung, Impulskontrolle, bei chronischem Schmerz, Psychosomatische Erkrankungen im engeren Sinne, Behandlung kurz zurückliegender traumatischer Ereignisse.
- Alltagshypnose im intersubjektiven Raum
- Funktion und Ablauf von Supervision

Die Weiterbildung muss mindestens folgende Charakteristika aufweisen:

A.) Hypnose in der Weiterbildung orientiert an der gültigen Muster-Weiterbildungsordnung der Bundesärztekammer in der „fachgebundenen Psychotherapie" und der Facharztweiterbildungen „Psychiatrie und Psychotherapie", „Psychosomatische Medizin und Psychotherapie/Psychotherapeutische Medizin" und „Kinder- und Jugendpsychiatrie und -psychotherapie".

1. Teilnahme an mindestens zweimal 10 Stunden (20 Stunden) mit Kursteil I und Kursteil II zur Einführung in die Grundlagen der Hypnosetechnik und Hypnosetherapie mit angemessener Eigenerfahrung und Unterweisung zur Durchführung der Hypnose .
2. Supervision 12 Stunden eigener mit Hypnose behandelter Patienten sind durchgeführt und nachgewiesen.

Begründung:

Die therapeutische Wirksamkeit der Hypnose wurde bei einer Vielzahl von psychotherapeutisch behandelbaren Störungen empirisch in kontrollierten und Katamnese-Studien nachgewiesen. Die Literatur dazu befindet sich im Anhang.

B.) Therapeutenqualifikation DGäEHAT

1. Teilnahme an mindestens zweimal 10 Stunden (20 Stunden) zur Einführung in die Grundlagen der Hypnosetechnik und Hypnosetherapie mit angemessener Selbsterfahrung und Unterweisung zur Durchführung der Hypnosetherapie.
2. Supervision 12 Stunden eigener mit Hypnose behandelter Patienten sind durchgeführt und nachgewiesen.

Psychotherapeutische Grundkenntnisse:

Da Hypnose nur dann sinnvoll angewandt werden kann, wenn solide Grundlagenkenntnisse in psychosomatischen, psychiatrischen und psychotherapeutischen Zusammenhänge vorhanden sind, ist deren Erwerb zusätzlich zu den o. a. Inhalten unerlässlich. Ihr Umfang orientiert sich an den für die „Psychosomatische Grundversorgung" und der gültigen Muster-Weiterbildungsordnung geforderten Kenntnisse und Erfahrungen.

C.) Dozentenqualifikation DGäEHAT
(*Qualifikation zur Weiterbildungsbefugnis für Hypnose*)
Folgende Voraussetzungen müssen nach den Richtlinien der DGäEHAT für die Ermächtigung zur Weiterbildung in den Grundlagen der Hypnosetherapie nachgewiesen werden. Diese Leitlinien sollen auch von Inhalt und Umfang her den Ärztekammern und anderen einschlägigen Körperschaften und Verbänden eine Orientierung zur Beurteilung der Qualifikation von Weiterbildern sein, deren Veranstaltungen im Rahmen der psychotherapeutischen Weiterbildung in Hypnose anerkannt werden sollen und die eine entsprechende Ermächtigung der zuständigen Körperschaft beantragen.

I. Die Grundlagen der Hypnose-Weiterbildung wurden entsprechend den vorhergehend beschriebenen Richtlinien (vgl. B: Therapeutenqualifikation) gestaltet und erfolgreich abgeschlossen.
II. Diese Therapeutenqualifikation (im Rahmen der DGäEHAT („Hypnosetherapeut-DGäEHAT“) wurde vor mindestens **einem** Jahr erworben.
III. Das Verfahren wird im eigenen therapeutischen Vorgehen angewandt.
Darüber hinaus wurden folgende Qualifikationen erworben, die Voraussetzung dafür sind, Weiterbildung in den Grundlagen der Hypnosetherapie selbstständig gestalten zu können.
IV. Nach Erreichen der Therapeutenqualifikation wurden mind. **16 Stunden** in weiterführender Methodik und Didaktik durchgeführt und nachgewiesen.
V. Als **Co-Leiter** wurden mindestens mind. **16 Stunden** in Zusammenarbeit mit einem zur Weiterbildung ermächtigten Dozenten gemeinsam durchgeführt.
VI. Mindestens eine der aufgeführten Zusatzbezeichnungen „fachgebundene Psychotherapie“, „Psychotherapie“ oder

„Psychoanalyse" oder die Gebietsbezeichnungen „Psychosomatische Medizin und Psychotherapie/Psychotherapeutische Medizin" oder „Psychiatrie und Psychotherapie" oder „Kinder- und Jugendpsychiatrie und -psychotherapie" wurden erworben.

info@dgaehat.de und https://www.dgaehat.de/

Vorsitzender: Dr. med. Günter R. Clausen, Tokiostr. 9, 41472 Neuss, 02131/463370 02131/463371 0172/21 86 206 1. stellvertetender Vorsitzender: Dr. med. Siegfried Stephan, Vogelsbergstr. 63, 55129 Mainz 06131-582814, 06131-582513 2. stellvertretende Vorsitzende: Frau Dr. med. Monika Herma-Boeters, Zentrum für psychisch belastete Kinder und Familien, Haldenstr. 35, 73730 Esslingen/N., 0711 90126433 Schriftführer: Dr. med. Ralf-Michael Schulte Bussardweg 8 74376 Gemmrigheim 07143 92820 960893 Schatzmeister: Dr. med. Claus Derra Westfalenring 16 A, 12207 Berlin Ehrenvorsitzender: Dr. med. Wolf-Reiner Krause Wilhelmstr. 3A 38889 Blankenburg 03944-365483 03944-980680 mit wiss. Archiv

Wissenschaftlicher Beirat: Dipl.-Psych. Dr. med. Claus Derra„ 97980 Bad Mergentheim, Josef-Weiss-Str. 6, 07931-477833, Prof. Dr. med. Friedhelm Stetter, Albert Schweizer Str. 10, 32457 Porta Westfalica 05751-963970, Fax: 05751-965899

Landesstellen: Baden-Württemberg Frau Dr. med. Monika Herma-Boeters, Haldenstr. 35, 73730 Esslingen/N. • Bayern Dr. med. Michael Ullmann, Karlstr. 6, 86150 Augsburg • Berlin • Brandenburg Dr. med. Sikorski, Thiemstr. 111, 03048 Cottbus • Hessen Hermann Glück, Freiherr-vom-Stein-Str. 9, 64560 Riedstadt • Nordrhein-Westfalen Dr. med. Günter R. Clausen, Tokiostr. 9, 41472 Neuss • Rheinland-Pfalz Dr. med. Siegfried Stephan, Vogelsbergstr. 63, 55129 Mainz • Saarland Dr. med. Gerd Wermke, Karlstr. 15, 66424 Homburg/Saar • Sachsen-Anhalt Dr. med. Wolf-Rainer Krause, Thiestr. 7 - 10, 38889 Blankenburg • Schleswig-Holstein Dr. med. Reinhard F. Fröschlin, Goerdeler Str. 37, 23566 Lübeck

Literaturanhang:

1. Übersichten bei Grawe et al. 1994; Revenstorf 1994. Eine Reihe dieser Arbeiten belegen, dass der konzeptgeleitete Einsatz der Hypnose in verhaltenstherapeutische (z.B. Revenstorf 1994) und tiefenpsychologische, psychodynamische (z.B. Stetter 1994, 2004) Behandlungspläne bei individueller auf das Krankheitsmodell, das Störungsbild und die Ressourcen des jeweiligen Patienten zugeschnittenen Vorgehensweise möglich und effektiv ist.
2. Bongartz W, Flammer E, Schwonke R (2002) Die Effektivität der Hypnose. Eine metaanalytische Studie. Psychotherapeut 47, 67–76.
3. Grawe K, Donati R, Bernauer F (1994) Psychotherapie im Wandel. Von der Konfession zur Profession. Hogrefe Göttingen.
4. Revenstorf, D (1994) Kognitive Verhaltenstherapie und Hypnose. Verhaltenstherapie 4: 223–237.
5. Stetter, F (1994) Gestufte Aktivhypnose, autogenes Training und zweigleisige Psychotherapie. Historischer Hintergrund und aktuelle Bedeutung der Therapieansätze von Ernst Kretschmer. Fundamenta psychiatrica 8, 14–20.
6. Stetter, F (2004) Entspannungsverfahren -wirksame Komponenten psychotherapeutischer und psychiatrischer Behandlung. Psychotherapeut 49.

Die Literatur wird ergänzt aus dem Artikel Dt. Ärzteblatt Nr. 17/2016 und Revenstorf 2006.

Anhang

A. Aufklärungsschrift für die ärztliche Hypnose für Patienten von H. Binder

Da die Erstauflage dieses Buches von Herrn Schäfgen unter intensiver Mitarbeit von Helmut Binder entstanden ist, die Aufklärungsschrift von H. Binder als wichtiger Schritt gegen die irrationale Beurteilung der Hypnose als mystisch unwissenschaftliches Verfahren zu sehen ist, soll diese Aufklärungsschrift hier nochmals abgedruckt werden, wobei natürlich diese Aussagen nicht nur für die ärztliche, sondern auch jede psychotherapeutische Hypnose gilt.

Über die Hypnose herrschen sehr unterschiedliche Vorstellungen. Ihr haftet noch immer etwas Mystisches und Magisches an, das verleitet dazu, der Hypnose irrationale Kräfte zuzuschreiben. Die Hypnose ist eine psychotherapeutische Methode, die durch die Kassen anerkannt ist, also damit auch ihren Stellenwert hat. Wie bei allen medizinischen und psychotherapeutischen Verordnungen bedarf es vorher einer Klärung, welche Diagnose vorliegt, d. h. welche Krankheitsstörung der Patient hat, um die entsprechend geeignete Therapie anzuwenden.

Viele Unwissende meinen, mit der Hypnose könne so ziemlich alles wegsuggeriert werden. Der Patient würde in eine Art Schlafzustand versetzt und nach dem Erwachen sei alles Krankhafte und Störende behoben. Die Hypnose (obwohl das Wort, aus dem Griechischen kommend, Schlaf bedeutet) ist kein Schlaf, sondern ein Ruhezustand der Entspannung, eine Art Trance, d. h., der Patient empfindet diesen Zustand so ähnlich wie er es beim Einschlafen erlebt. Der Patient ist während der Hypnose orientiert über Ort und Zeit, er weiß, was geschieht, er verfügt völlig über seine Person, wenn auch das kritische Bewusstsein ein wenig eingetrübt ist. Aber dieser durch die Hypnose zu erreichende wünschenswerte Zustand ist heilsam und nutzbringend für diese Therapie. Wie angenehm ist es doch, nicht immer sich selbst zu kritisieren, zu analysieren, zu grübeln, was ist mit mir, warum muss gerade ich diese Krankheit oder dieses Leiden haben?

Der ärztliche Therapeut bringt durch seine Beeinflussung den Patienten zuerst einmal in einen angenehmen Ruhe- und Entspannungszustand. Das geht aber nur mit der Bereitschaft des Patienten mitzuhelfen. Kein Patient kann gegen seinen Willen hypnotisiert werden. Deswegen braucht der Patient auch keine Angst zu haben, dass er willenlos gemacht würde und damit dem Therapeuten ausgeliefert sei. Die Hypnose ist eine Übung auf gemeinsamer Basis des Vertrauens. Übung heißt, dass die Hypnose nicht von heute auf morgen, also im Schnellverfahren, zum Erfolg führen kann, Hypnose verlangt also Mitarbeit und darf zu keinem Abhängigkeitsverhältnis zum Therapeuten führen.

Vergessen Sie alles, was Sie in den Medien über Hypnose bisher gehört haben. Diese sogenannte Bühnen- oder Show-Hypnosen haben mit der ärztlichen Hypnose nichts gemeinsam. Sie zielen auf Effekthascherei und verunsichern den Heilungssuchenden nur unnötig, weil er sich dann mit falschen Vorstellungen in eine Hypnosebehandlung begibt.

B. Zusammenstellung von Formeln für die Hypnose und Induktion

Da es für den noch wenig erfahrenen Hypnosetherapeuten erleichternd ist, bestimmte Standardformeln zu erlernen und aus der Sicherheit dieser „Basis" heraus dann erst später die Vielfalt der Hypnosemöglichkeiten kennenzulernen, erscheint es mir sinnvoll, hier einige Formeln zu erwähnen, die zur Induktion nd zur Durchführung einer Hypnose hilfreich sind. Dabei muss aber erwähnt werden, dass eine Hypnoseeinleitung nichts Schematisches sein muss.

In Anlehnung an die von Claus Haring (1995) zusammengestellten Formeln soll hier ein **Grundschema** dargestellt werden.

Für die Induktion hat sich bewährt, dass nach einer Fixationszeit, die dann mit dem Augenlidschluss endet, eine Suggestion von Schwere, Wärme und Ruhe gegeben wird und zur Vertiefung dann über eine Armlevitation und eventuell anschließende Katalepsieübung eine weitere Vertiefung erreicht wird, die dann in eine kürzere oder längere Pause mündet und mit einer Rücknahme der Hypnose beendet wird.

Fixationsübung

„Schauen Sie bitte fest und starr auf die Spitze meines Zeigefingers, schauen Sie nur auf meinen Zeigefinger. Versuchen Sie dabei, auch den Lidschlag möglichst zu unterdrücken ... Sie schauen weiter auf meinen Zeigefinger, bis Sie irgendwann merken, dass es anstrengend wird und die Augen beginnen zu brennen und zu tränen. Das ist ganz natürlich ... Es kann passieren, dass Sie auch kurzzeitig das Bild verschwommen oder doppelt sehen, scharf – unscharf – scharf ... Konzentrieren Sie sich weiterhin auf die Spitze meines Zeigefingers, auf die Spitze meines Zeigefingers, bis Sie das Bedürfnis haben, die Augen einfach zu schließen, einfach zufallen zu lassen ... Die Augen sind jetzt geschlossen."

Schwere-Wärme-Ruhe-Übung

„Arme und Beine werden ganz schwer, ganz schwer ... angenehm schwer und warm ... und mit jedem Atemzug, mit jedem Ausatmen wird dieses Gefühl von Schwere und Wärme intensiver. Eine intensive Ruhe breitet sich aus ... und vertieft sich auch mit jedem weiteren Atemzug, mit jedem Ausatmen."

Levitationsübung

„Ich werde nun über Ihren rechten/linken Arm streichen und Sie werden merken, dass ein angenehmes Gefühl der Leichtigkeit in diesem Arm entsteht ... Wenn der Unterschied zwischen dem rechten und dem linken Arm anfangs auch noch gering sein mag, so können Sie ihn durch Ihre Konzentration deutlich vergrößern. Der Arm wird immer leichter, leichter und leichter ... leicht wie eine Feder. Und hat irgendwann die Tendenz, sich von der Unterlage abzuheben ... Hebt sich anfangs ganz langsam, dann schneller ab, um dann irgendwann in die Senkrechte zu geraten."

Katalepsieübung

„Wenn ich jetzt erneut über diesen Arm streiche, so werden Sie merken, dass aus der Leichtigkeit allmählich eine Festigkeit und Starre entsteht. Der Arm wird immer fester und starrer und steifer ... ganz fest, wie ein Stab in der Erde ... "

Pause

„Ich werde jetzt für eine kurze Zeit nicht mehr zu Ihnen sprechen ... Sie genießen es, sich in diesem angenehmen Zustand der Gelöstheit und Entspannung zu befinden ... Wenn wir nachher die Übung gemeinsam beenden, so werden Sie das Gefühl haben, frisch und hellwach zu sein, frisch und hellwach wie nach einem kleinen, erquickenden Schlaf. Sie werden dann das Gefühl haben, etwas Gutes für sich getan zu haben, etwas Gutes für sich getan zu haben ... "

Rücknahme

„Ich werde jetzt bis 6 zählen und dann werden Sie frisch und hellwach sein und die Augen öffnen. Dabei werden Sie sich an alles erinnern können, was während der Hypnose geschehen ist.

Bei 1 kommt die Kraft in beide Beine.

Bei 2 kommt die Kraft auch in beide Arme.

Bei 3 atmen Sie tief ein und aus.

Bei 4 spannen Sie die Muskeln an, bewegen Arme und Beine, spüren, wie die Kraft in den ganzen Körper kommt.

Bei 5 sind Sie frisch und hellwach, bewegen sich noch einmal ganz kräftig, und

bei 6 öffnen Sie am Schluss die Augen und sind frisch und hellwach."

Variationen über dieses Schema sind natürlich jederzeit möglich, aber gerade dem Anfänger ist, wie schon erwähnt, ein solches Formel-Gerüst in seiner Hypnoseerfahrung hilfreich und ermöglicht schon bald, nach den ersten Eigenübungen die Hypnose auch eigenständig einzuleiten und durchzuführen.

Literaturverzeichnis

Amft H (1990): Sagt das „Unbewußte" die Wahrheit? Unveröffentlichter Referatsentwurf

Antonovsky A (1993): Gesundheitsforschung versus Krankheitsforschung. IN: Franke A, Broda M (Hrsg) Psychosomatische Gesundheit. Versuch einer Abkehr vom Pathogenese- Konzept. DGVT, Tübingen

Bandler R, Grinder J (1986): Neue Wege der Kurzzeit-Therapie. Neurolinguistische Programme. Jungfermann. Paderborn

Bernheim H (1888): Die Suggestion und ihre Heilwirkung. Nachdruck durch Archiv der Edition Discord. Tübingen 1985

Binder H (1986): Hypnose gestern und heute. Ärztliche Praxis und Psychotherapie Nr. 2, 8. Jahrgang. Litteras. Wien

Binder H (1990): Der therapeutische Einsatz von Tonbandhypnosen. IN: Diehl B J M, Miller T (Hrsg.) Moderne Suggestionsverfahren. Springer Berlin, Heidelberg

Binder H, Binder K (1989): Autogenes Training – Basistherapeutikum. Deutcher Ärzteverlag, Köln

Bleuler E (1889): Zur Psychologie der Hypnose. Münchner Medizinische Wochenschriften

Bongartz W (1990): Hypnose und immunologische Funktionen. IN: Klinisch Hypnose. Springer Verlag Berlin, Heidelberg, New York, London

Bongartz B, Bongartz W (1988): Hypnose, wie sie wirkt und wie sie hilft. Kreuz Zürich

Bongartz B, Bongartz W (1989): Hypnosetherapie. Hogrefe Göttingen

Bongartz W, Flammer E, Schwonke R (2002): Die Effektivität der Hypnose. Eine metaanalytische Studie. IN: Psychotherapeut 47, 67–76

Bongartz B, Bongartz W (2015): Stellvertretertechnik. IN: Revenstorf D, Peter B (Hrsg): Hypnose in Psychotherapie, Psychosomatik und Medizin (2015) Springer

Burri H U, Miller T (1990): Operation in Hypnose statt Narkose. IN: Diehl B J M, Miller T (Hrsg) Moderne Suggestionsverfahren. Springer Berlin, Heidelberg

Clausen G (1999): Hypnose als Psychotherapieverfahren: Herkunft, Möglichkeiten und Zukunft. IN Kruse G, Gunkel S (Hrsg): Impulse für die Psychotherapie, Band 4, Trauma und Konflikt. Hannoversche Ärzteverlagsunion

Derra C (2019): Einführung in die Bauchhypnose. Auditorium Netzwerk, Mühlheim

Diehl B J M (1989): Von der Steinzeittrance zur modernen Hypnose. IN: Bad Meinberger Symposion, 05.05.1989

Diehl B J M (1990): Veränderungen des Blutfluss im zerebralen Kortex während unterschiedlicher Bewusstseinszutände. IN: Diehl B J M, Miller T (Hrsg): Moderne Suggestionsverfahren, Springer Berlin, Heidelberg

Fengler J (1995): „Burnout". Möglichkeiten der Prävention und Rehabilitation. IN: Brown C, Reimer Ch (Hrsg): Psychohygiene im Krankenhaus. Belastungen bei Pflegenden und Medizinern. Focus, Giessen

Fengler J (1996): Helfen macht müde. Zur Prävention und Bewältigung von burn-out und beruflicher Deformation. 4. Erw. Auflage, Pfeiffer, München

Forel A (1889): Der Hypnotismus. Enke, Stuttgart

Freud S (1931): Selbstdarstellung. IN: Gesammelte Werke, Bd. XIV. Fischer, Frankfurt

Freud S (1916–1917): Vorlesungen zur Einführung in die Psychoanalyse. IN: Gesammelte Werke (1999), Bd XI. Fischer, Frankfurt

Freud S (1892): Die Übertragung. IN: Studien zur Hysterie. IN: Gesammelte Werke Bd. 1. Fischer, Frankfurt

Freud S (1891): Hypnose. IN: Kästner, G, Schröder (Hrsg 1989): Sigmund Freud. Ausgewählte Texte. Ambrosius Barth, Leipzig

Gendlin E T (1978): Focusing, 6. Aufl. Otto Müller, Salzburg

Georghiu V A (1973): Hypnose und Gedächtnis. Goldmann, München

Gilligan St G (1995): Therapeutische Hypnose. 2. Aufl. Carl-Auer-Systeme. Heidelberg

Grawe C, Donati R, Bernauer F (1994): Psychotherapie im Wandel, Von der Konfession zur Profession, 3. Auflage, Hogrefe, Göttingen 1994, S. 636 f

Grinder J, Bandler R(1987): Therapie in Trance. 2. Aufl. Klett, Stuttgart

Gruenewald D (1991): Überblick über Gefahren und Komplikationen bei der klinischen Hypnose. IN: Petr B, Kraiker Ch (Hrsg): Hypnose und Kognition, Bd 8, Heft 1

Halama P (1991): SPECT-Befunde vor und in der Hypnose. IN: Spectrum 3

Halama P (1990): Neurophysiologische Untersuchungen vor und in Hypnose am menschlichen Cortex mittels SPECT-Untersuchung – Pilotstudie- Experimentelle und klinischeHypnose. VI, Heft 1

Halama P (2000): Hypnose – Trance – Suggestion. Lectura, Nürnberg

Halsband U (2008): Hypnose und Meditation. Was passiert in unserem Gehirn? Welche Gemeinsamkeiten und welche Unterschiede sind erkennbar? Suggestionen 3

Halsband U (2015): Neurobiologie der Hypnose. IN: Revenstorf D, Peter B (Hrsg): Hypnose in Psychotherapie, Psychosomatik und Medizin. Springer 3. Auflage Berlin Heidelberg

Hammerschlag H (1954): Hypnose und Verbrechen. Reinhardt, München, Basel

Haring C (1995): Einführung in die Hypnosetherapie. Enke, Stuttgart

Heinrich S (1990): Ist Hypnose gefährlich? IN: Revenstorf, D (Hrsg): Klinische Hypnose Springer, Heidelberg

Heyer G R (1942): Praktische Seelenheilkunde. 2. Aufl. Lehmann, München

Hoffmann B (2017): (Hrsg. von Derra C, Hoffman S O, Stephan S, Stetter F) 20. Aufl. aktualisiert und erweitert. dtv, München

Hofmann A (1999): EMDR in der Behandlung psychosomatischer Belastungssyndrome Thieme, Stuttgart

Hoppe F (1985): Direkte und indirekte Suggestionen in der Behandlung chronischer Schmerzen. In Peter B (Hrsg): Hypnose und Hypnotherapie nach M H Erickson Pfeiffer, München

Jovanovic U H (1988): Methodik und Therapie der Hypnose. Fischer, Stuttgart, New York

Kaiser Rekkas A (2001): Klinische Hypnose und Hypnotherapie. 2. Aufl. Carl-Auer-Systeme, Heidelberg

Kaiser Rekkas A (2001): Die Fee, das Tier und der Freund. Carl-Auer-Systeme, Heidelberg

Kaiser Rekkas A (2023): Selbsthypnose. Therapie in Eigenregie. Carl-Auer-Verlag, Heidelberg

Kihn B (1951): IN: Speer E (Hrsg): Lindauer Psychotherapiewoche 1950. Hippokrates, Stuttgart

Kleinesorge H (1986): Hypnose. Methodik und Indikation. Fischer, Stuttgart, New York

Kossak H-Ch (1993): Hypnose. 2. Aufl. Psychologie-Verlags-Union, Weinheim

Kraiker Ch (1989): Besessen vom Unbewussten. IN: Peter B und Kraiker Ch (Hrsg):Hypnose und Kognition. Bd. 6, Heft 1

Krapf G (1987): Die formelhaften Vorsatzbildungen im Autogenen Training: In: Pesendörfer F (Hrsg): Johann Heinrich Schultz zum 100. Geburtstag. Litteras, Wien

Kretschmer E (1956): Medizinische Psychologie, 11. Aufl. Thieme, Stuttgart

Kretschmer E (1960): Gestufte Aktivhypnose. Zweigleisige Standardmethode. IN: Frankl E, Gebsattel E, v. Schultz J H (Hrsg): Handbuch der Neurosenlehre und Psychotherapie. Urban und Schwarzenberg. München, Berlin

Langen D (1967): Die gestufte Aktivhypnose. Eine Anleitung zur Methodik und Klinik Thieme, Stuttgart

Langen D, Stokvis B (1965): Lehrbuch der Hypnose. 2. Aufl.. Karger, Basel

Lawrence E, Moore Ph D (1990): Vortrag: Hypnotically Accelerated Bourn Wound Healing. 5. Europäischer Hypnosekongress. Konstanz

Leuner H (1970): Katathymes Bilderleben. Thieme, Stuttgart

Leuner H (1985): Lehrbuch des Katathymen Bilderlebens. Hans Huber. Bern Stuttgart, Toronto

Lohmann R (1987): Autogenes Training und Psychosomatik. IN: Pesendörfer F (Hrsg): Johannes Heinrich Schultz zum 100. Geburtstag. Litteras, Wien

Lohmann R (1989): Vortrag: Kongress der österreichischen Gesellschaft für AT und allgemeine Psychotherapie. Bad Gastein

London P, Cooper I M, Engström D R (1974): Increasing hypnotic susceptibility by brain wave feedback. Journal of abnormal Psychology. 83, 554–560

Loth N, Kahan M (1986): Tonsillektomie unter Hypnose. Experimentelle und klinische Hypnose. II, Heft 2

Machovec F (1991): Komplikationen in der Hypnose. Das Risiko verringern. IN: Peter B, Kraiker Ch (Hrsg): Hypnose und Kognition. Bd 8, Heft 1

Mason A A (1952): Case of congenital Ichthysiform Erythrodermia. IN: British Medicine Journal

Mayer E A (1988): Der intelligente Organismus. IN: Peter B und Kraiker Ch (Hrsg): Hypnose und Kognition. Bd 5, Heft 1

Mayer I (1937): Das Verbrechen in Hypnose. J. F. Lehmann, München, Berlin

Milton-Erickson-Gesellschaft für klinische Hypnose e.V. (2000): Internationaler Kongress für Hypnose. Abstract Band

Ohm D (2000): Das Paradigma der ogenese. Zur Bedeutung salutogenetischer Faktoren bei substanzgebundenen Abhängigkeiten. Vortrag 17.06.2000 bei der Jahrestagung der DGÄHAT. Blankenburg/Harz

Peter B (1991): Komplikationen in der Hypnoseausbildung. IN: Peter B und Kraiker Ch (Hrsg): Hypnose und Kognition. Bad 5, Heft 8

Peter B, Kraiker Ch, Revenstorf D (1991): Hypnose und Verhaltenstherapie. Huber. Bern, Stuttgart, Toronto

Peters U H (1984): Wörterbuch der Psychiatrie und klinischen Psychologie. Urban und Schwarzenberg. München, Wien, Baltimore

Reddemann L (2001): Imagination als heilsame Kraft. Pfeiffer bei Klett Cotta, Stuttgart

Reddemann L (2008): Ego-State-Therapie – Ein Bindeglied zwischen Psychoanalyse und Hypnotherapie. Vortrag MEG-Jahrestagung. Bad Orb, 6.–8.03.2008

Reddemann L, Stasing J (2013): Imagination. Psychotherapie-Verlag, Tübingen

Revenstorf D (1990): Klinische Hypnose. Springer, Berlin, Heidelberg New York, London, Paris, Tokio, Hongkong, Barcelona

Revenstorf D, Peter B (2000): Hrsg: Hypnose in Psychotherapie, Psychosomatik und Medizin. Springer, Berlin

Riebensahm H H (1986): Schmerzen vergessen. Audio-Kassette S M B Musik und Sprachproduktion. Göttingen

Rossmanith S, Bartl G (1991): Autogenes Training. Eine tiefenpsychologisch fundierte Methode. IN: Ärztliche Praxis und Psychotherapie. 13,1

Schaetzing E (1982): Die Hypnosetechnik (Audio-Kassette). Müller und Steinicke. München

Schmidt G (1986): Script zum Seminar Lindauer Psychotherapiewoche

Schmidt G (2022): Einführung in die hypnosystemische Therapie und Beratung. Carl-Auer-Compact. Heidelberg

Schmierer G und A (1990): Hypnose in der zahnärztlichen Praxis. IN : Diehl J B M (Hrsg): Moderne Suggestionsverfahren. Springer Berlin, Heidelberg, New York

Schmitz K (1951): Was ist, was kann, was nützt Hypnose? Lehmann, München

Scholz O B (2014): Das Unbewusste und die Posthypnose-Aufgabe (PHA). Hypnose-ZHH 9,31–43

Scholz O B (2015): Posthypnotische Aufgabe. IN: Revenstorf D, Peter B (Hrsg): Hypnose in Psychotherapie, Psychosomatik und Medizin. SpringerVerlag, Berlin, Heidelberg

Schultz J H (1952): Psychotherapie. Leben und Werk berühmter Ärzte. Hippokrates, Stuttgart

Schultz J H (1954): Gesundheitsschädigungen nach Hypnose. 9, 2. Aufl. Marhold, Berlin-Charlottenburg

Schultz J H (1963): Die seelische Krankenbehandlung (Psychotherapie). 8. Aufl. Fischer, Stuttgart

Schultz J H (1968): Über Schichtenbildung im hypnotischen Selbstbeobachten. IN: Der Weg des Autogenen Trainings. Wissenschaftliche Buchgesellschaft, Darmstadt

Schultz J H (1983): Hypnosetechnik. 8. Aufl., bearbeitet von Lohmann R G. Fischer, Stuttgart, New York

Shapiro F (1998): EMDR. Grundlagen und Praxis. Jungfermann, Paderborn

Shapiro F, Silk Forrest M (1998): EMDR in Aktion. Jungfermann, Paderborn

Sorel M (19993): Mit der Silva-Mind-Methode zu mehr Entspannung, Gesundheit und Lebensglück. Mosaik, München

Stephan S (2002): Hypnose und Hypnotherapie IN: Fengler J (Hrsg): Handbuch der Suchtbehandlung. ecomed Verlagsgesellschaft, Landsberg

Stephan S (2000): Trancezustände in verschiedenen Therapieverfahren. 15 Int. Kongress für Hypnose. 04.10.2000, München

Stokvis B (1960): Allgemeine Überlegungen zur Hypnose. IN: Frankl E, Gebsattel E, Schultz J H (Hrsg): Handbuch der Neurosenlehre und Psychotherapie. Bd 4, Urban und Schwarzenberg. München, Berlin

Stokvis B (1961): Psychotherapie für den praktischen Arzt. Karger, Basel, New York

Stokvis B, Wiesenhütter E (1963): Der Mensch in der Entspannung. 2. Aufl. Hippokrates, Stuttgart

Stokvis B (1965): Lehrbuch der Hypnose. 2. Auflage von Langen D: Karger Basel, New York

Susen G R (1996): Krebs und Hypnose. Pfeiffer, München

Tecker G (2020): Bauchhypnose verlängert beschwerdefreie Intervalle. Hamburger Ärzteblatt 01/2020

Trenkle B (2016): Die Löwengeschichte: Hypnotisch-metaphorische Kommunikation durch Selbsthypnosetraining (Hypnose und Hypnotherapie). Carl-Auer-Verlag, Heidelberg

Völgyesi I A (1950): Hypnotherapie und psychosomatische Probleme. Hippokrates, Stuttgart

Wahl R, Hautzinger M (1989): Hrsg: Verhaltensmedizin. Deutscher Ärzteverlag, Köln

Wallnöver H (1958): Hypnose. Medi-Kassette. Boehringer. Mannheim, Berlin

Wallnöver H (1989): Auf der Suche nach dem Ich. Müller. Rüschlikon, Zürich

Wesiak W (1984): Psychosomatische Medizin in der ärztlichen Praxis. Urban und Schwarzenberg. München, Wien, Baltimore

Zweig St (1983): Die Heilung durch den Geist. Fischer-Taschenbuch-Verlag. Frankfurt/Main

Nachwort

Nun am Ende dieses Buches möchte ich mich bei Ihnen, den Leserinnen und Lesern, bedanken, dass Sie bis hierher durchgehalten haben und bitte Sie, alles Unnütze getrost wieder zu vergessen, aber das Nützliche dürfen Sie behalten.

Bedanken möchte ich mich ganz besonders beim Verlag, der es mir ermöglicht hat, das Buch neu aufzulegen und damit den zahlreichen Fragen der Interessierten nachzukommen. Auch wenn die Literatur zu diesem Thema in den vergangenen 20 Jahren extrem zugenommen hat, so bedarf es doch weiter der in diesem Buch gemachten Basisinformationen, die leicht verständlich und ohne zu großes Spezialwissen einen Einstieg in dieses spannende Thema ermöglicht.

Weiterhin bedanke ich mich bei meiner Frau, die trotz der oft knapp bemessenen gemeinsamen Zeit mir den Freiraum ermöglicht hat, diese Neuauflage in leicht geänderter Form zu schreiben.

Immer wichtig war und ist für mich auch der kollegiale Austausch, gerade mit meinen Kolleginnen und Kollegen der Hypnosegesellschaften, vor allem aber der Deutschen Gesellschaft für ärztliche Entspannungsmethoden, Hypnose, Autogenes Training und Therapie.

S. Stephan

Bildnachweis

1. Le Baquer de Mesmer, CC BY 4.0, via Wikimedia Commons
2. J. Braid, Bibliothèque interuniversitaire de Santé, Licence Ouverte, via Wikimedia Commons
3. J.M. Charcot, Bibliothèque interuniversitaire de Santé, Licence Ouverte, via Wikimedia Commons
4. Le docteur Liébeault, CC0, via Wikimedia Commons
5. H. Bernheim, Public domain, via Wikimedia Commons
6. André Brouillet, Public domain, via Wikimedia Commons
7. Eugen Bleuler, Clinique du Burghözli, Public domain, via Wikimedia Commons
8. August Forel, Public domain, via Wikimedia Commons
9. Ernst Kretschmer. Martha Conrad, Mutter des Uploaders Bascon, Public domain, via Wikimedia Commons
10. Sonnenpanda, CC BY 4.0 `https://creativecommons.org/licenses/by/4.0`, via Wikimedia Commons
11. Ferenc András Völgyesi, Hypnosis of Man and Animals: With Special Reference to the Development of the Brain in the Species and in the Individual (London: Bailliére, Tindall & Cassell, 1968). Autor/-in unbekannt, via Wikimedia Commons
12. Siegfried Stephan
13. Siegfried Stephan
14. Aus dem Nachlass. Archiv Siegfried Stephan

Sachregister

Personenregister

C. Farbkontrasttafel nach Levy-Suhl

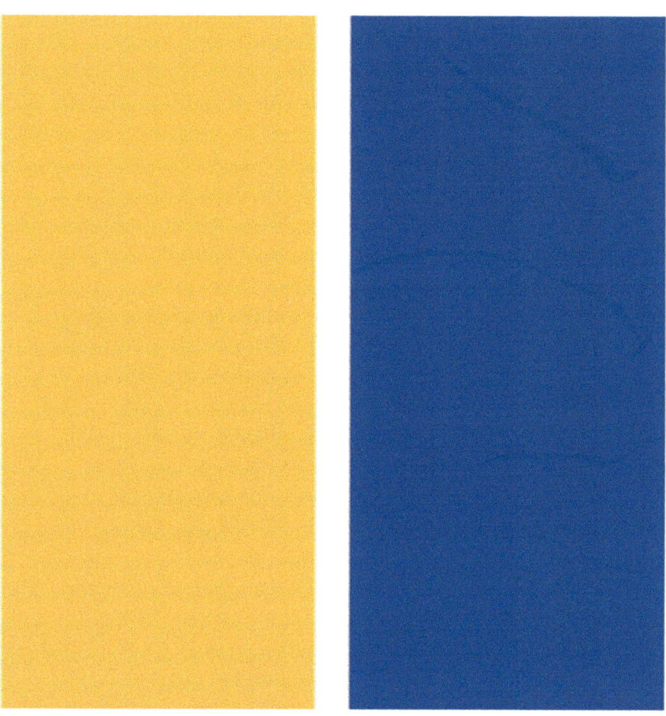